1日1步驟，瘦腰9公分不是夢

# 40歲瘦小腹

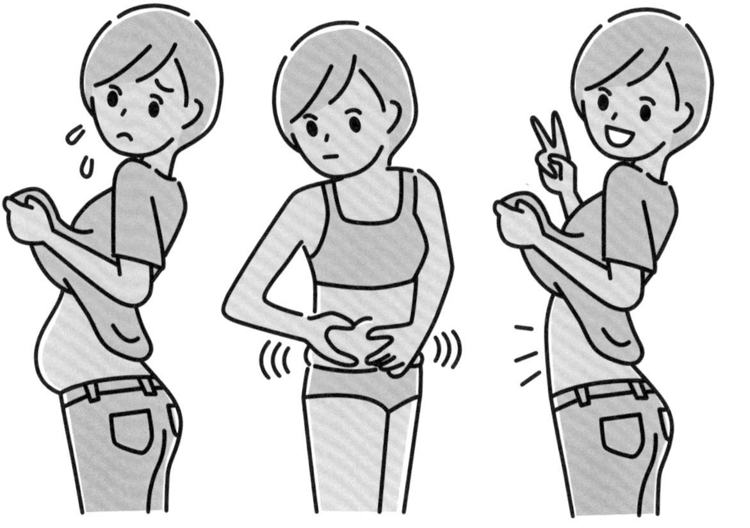

U0073136

## 前言

因為上了年紀，
所以不能再穿喜歡的衣服，
也不能盡情享受自己的興趣……
如果你也有這種想法，那麼翻開本書的你，
真的想改變嗎？

**沒問題，一定能改變的！**

其實40幾歲的減重與年輕時的減重不太一樣。
太偏激或是重訓太激烈，反而會弄巧成拙。
其實真的不用太努力，只要做做伸展，效果就會很明顯。

如果連伸展操都覺得很痛苦，
那就先把肚子「捏一捏、晃一晃」。
光是這樣持續2個月，
有些人的腰圍就瘦了9公分！

在這個「人生百年」的時代，
40幾歲不過是個折返點，
現在就放棄還太早。
讓我們一起試著「瘦肚子」吧！
身體改變，人生也會跟著改變喲～

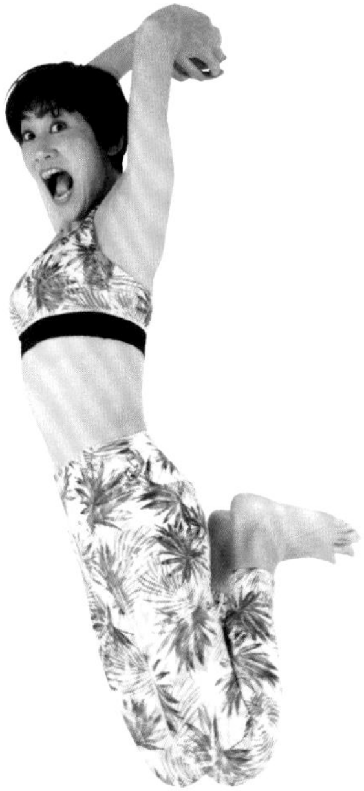

Mikko

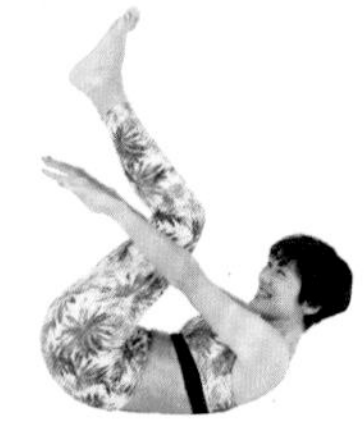



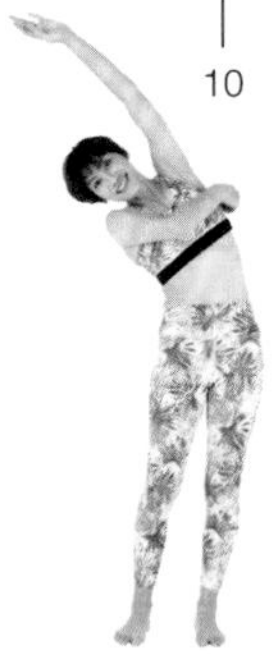

## 第1章 捏一捏、晃一晃 利用又捏又晃快速瘦下來！



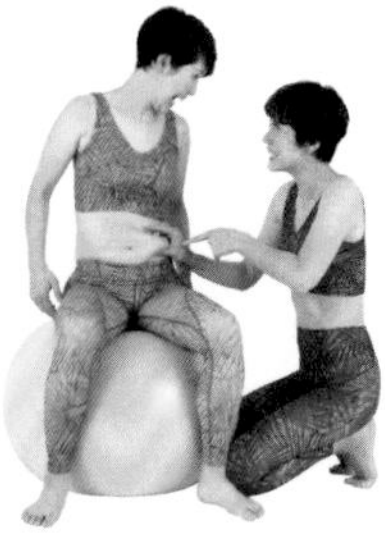

## 第2章 慢慢地鬆開 利用毛巾操打造易瘦體質



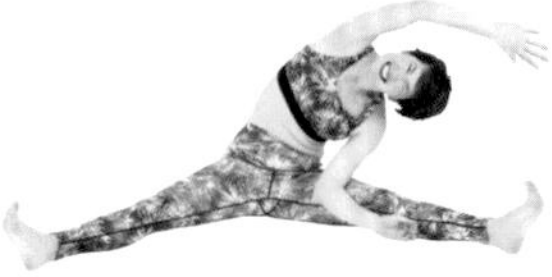

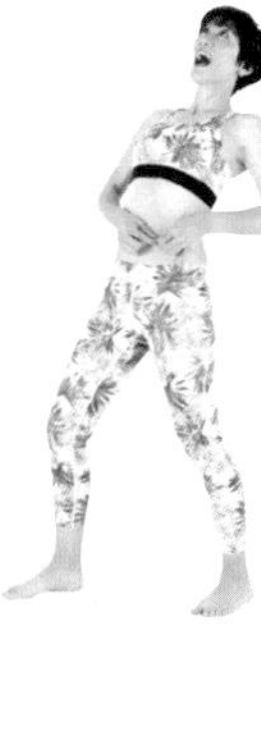

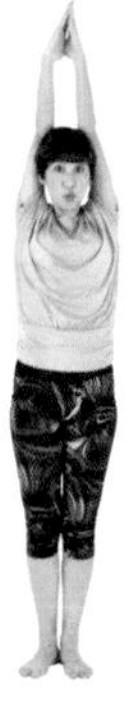

※若身體狀況不佳或是有其他疾病，建議請先諮詢專業醫師，再進行本書所介紹的練習。

## 第3章
## 不用勉強自己伸展 利用伸展操讓姿勢變端正！



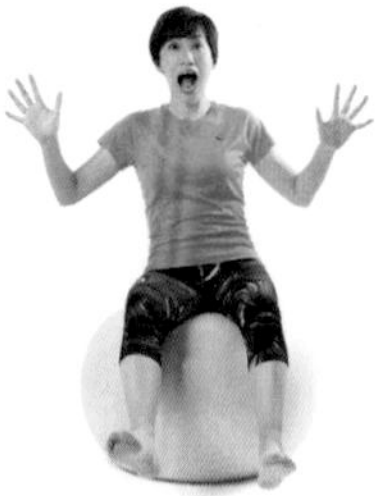

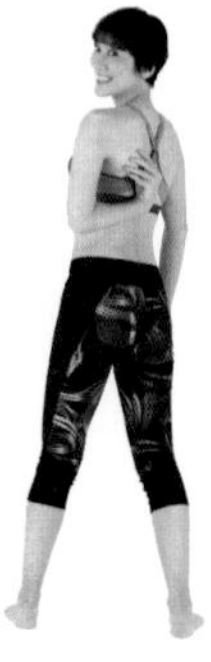

製作協力／ゆなぞん、かなえ、チッパー
服裝協力
チャコット（顧客諮詢室）0120-155-653
Champion（HANES Brands Inc 日本顧客中心）0120-456-042

## 第4章 例行伸展操
為了明天的瘦肚子訓練



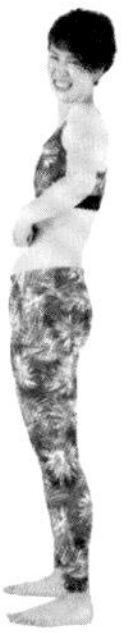

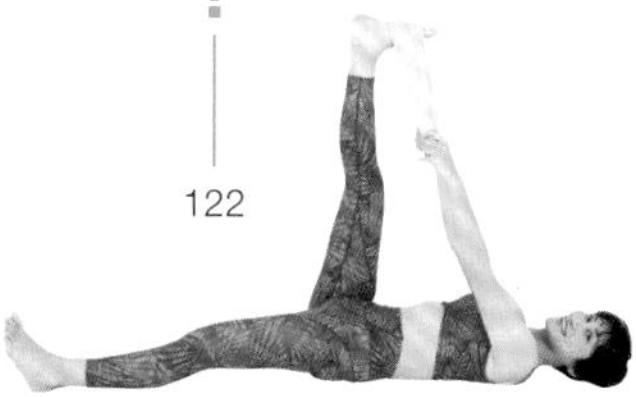


STAFF

內文設計／喜來詩織（エントツ）
DTP／道倉健二郎（Office STRADA）
攝影（照片&影片）／島本絵梨佳
妝髮／依田陽子
造型／古賀麻衣子
編輯協力／野口久美子

## 有沒有不用重訓就能瘦肚子的絕招……？

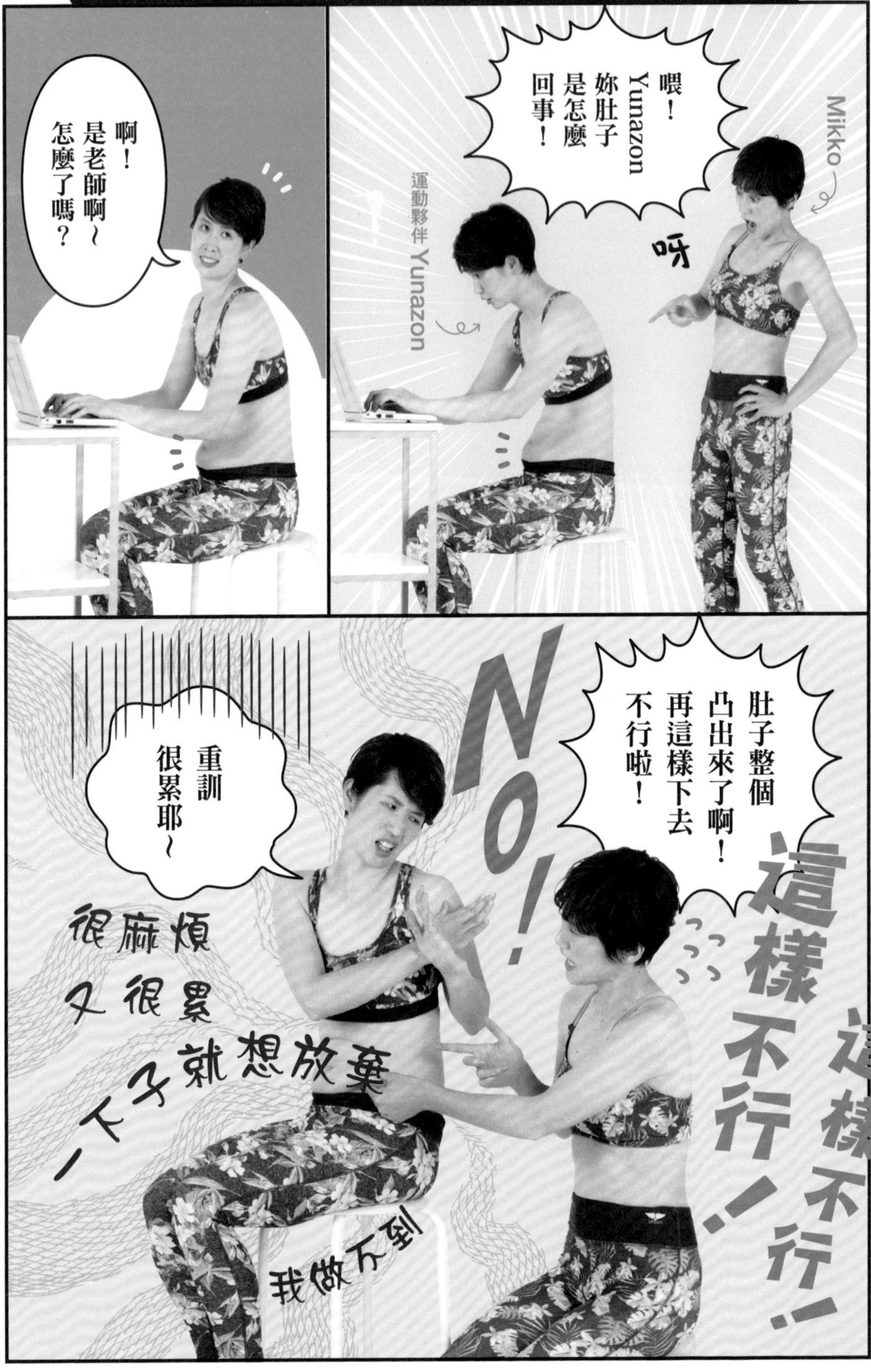

啊！是老師啊～怎麼了嗎？
喂！Yunazon妳肚子是怎麼回事！
Mikko
運動夥伴Yunazon
呀
肚子整個凸出來了啊！再這樣下去不行啦！
NO!!
這樣不行！！
這樣不行！！
重訓很累耶～
很麻煩
又很累
一下子就想放棄
我做不到

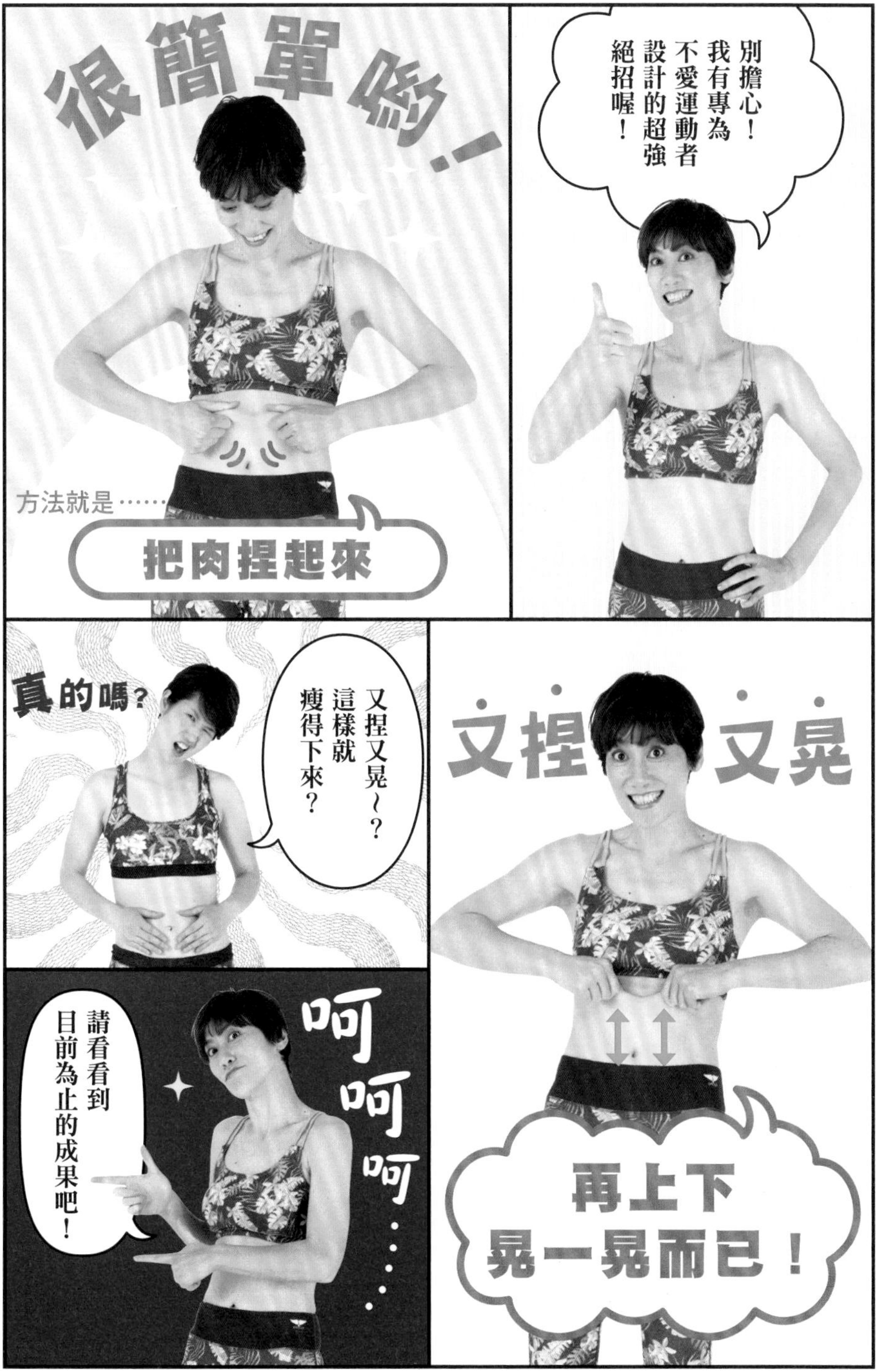
很簡單喲！
方法就是……
把肉捏起來
別擔心！我有專為不愛運動者設計的超強絕招喔！
真的嗎？
又捏又晃~？這樣就瘦得下來？
文捏 文晃
再上下晃一晃而已！
呵呵呵……
請看看到目前為止的成果吧！

# 實證 親身實證

## 我們都利用「又捏又晃」這招瘦下來了！

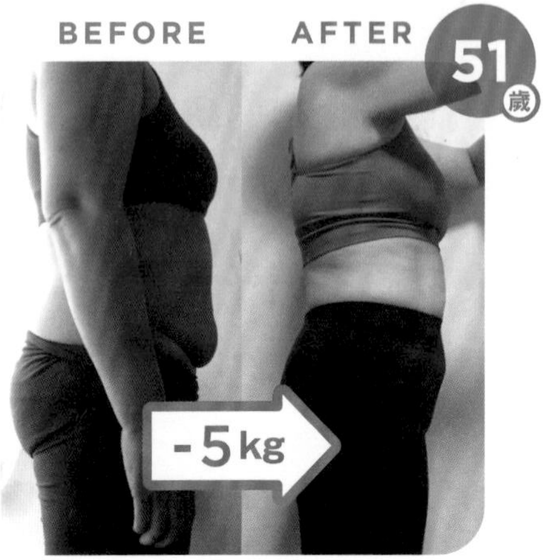
BEFORE
AFTER
51歲
-5kg

除了體重，外表的改變更明顯！
拍攝之後的1.5個月，
又減了5.5公斤。

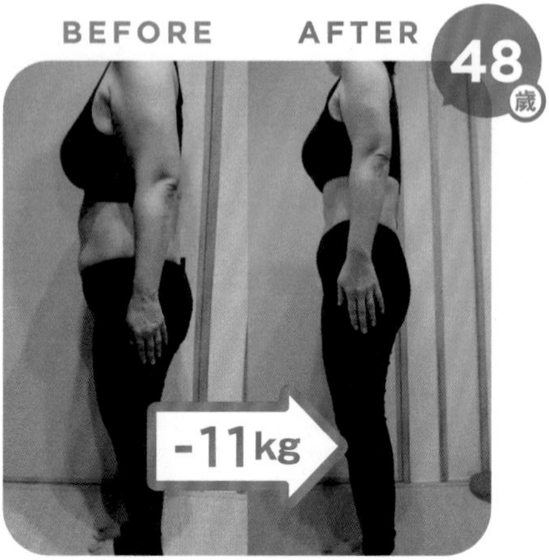
BEFORE
AFTER
48歲
-11kg

腰圍-12公分、體脂肪-10%。
牛仔褲的尺寸從L換成S。

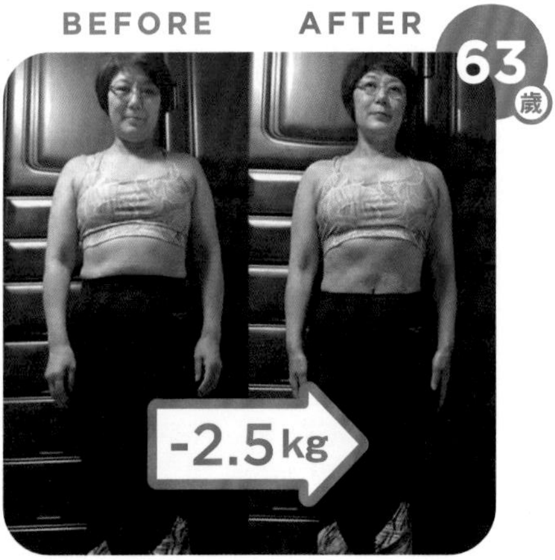
BEFORE
AFTER
63歲
-2.5kg

原本胖得很像「Kewpie」人偶，
現在肚子已經不見了。

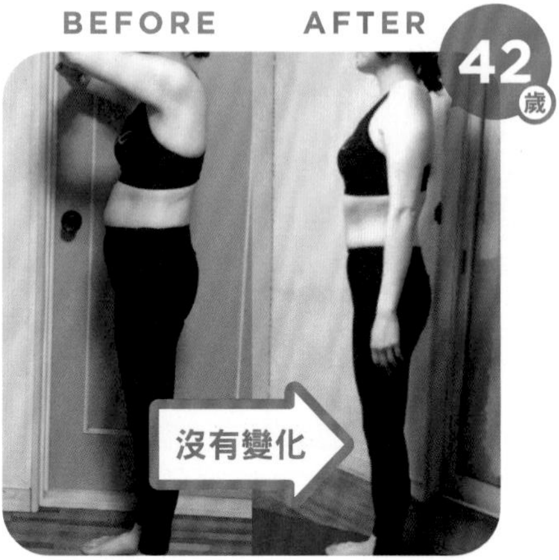
BEFORE
AFTER
42歲
沒有變化

光是姿勢改變，
就聽到朋友問「妳變瘦了嗎？」

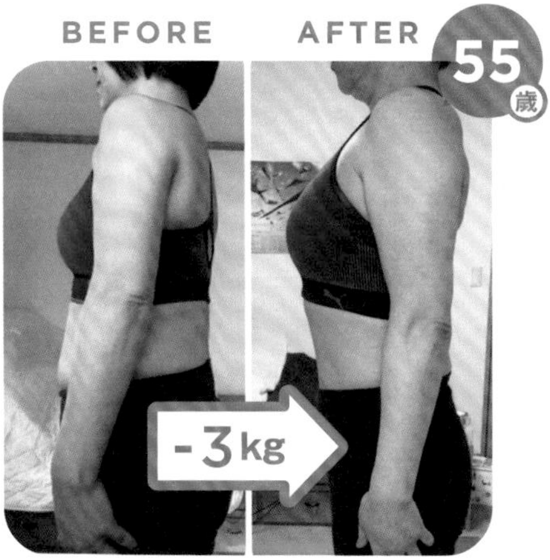
BEFORE
AFTER
55歲
-3kg

體脂肪率降到30％以下，
牛仔褲的褲頭變鬆了。

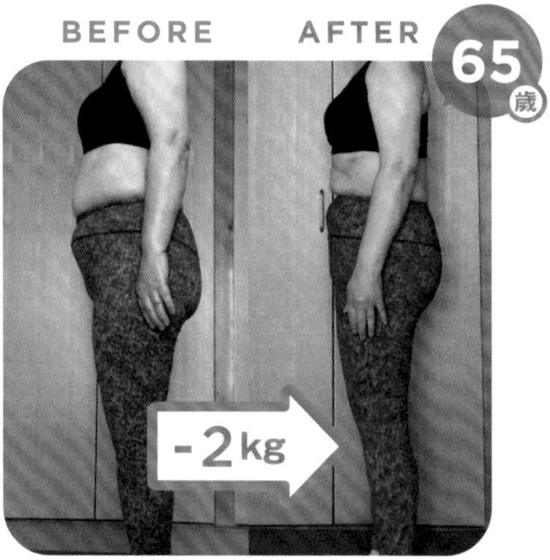
BEFORE
AFTER
65歲
-2kg

之前穿的長褲
現在變得鬆鬆垮的。

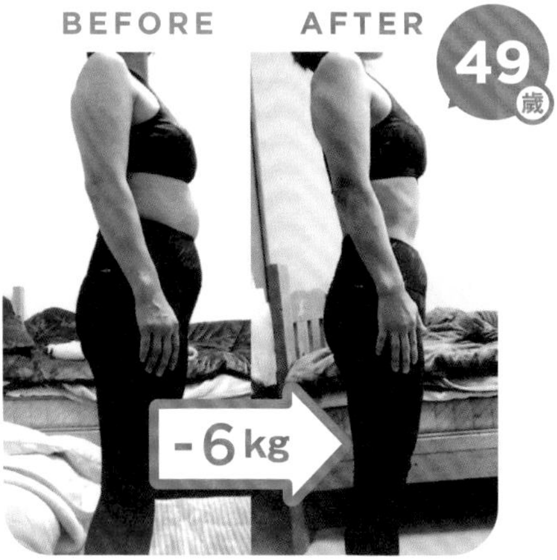
BEFORE
AFTER
49歲
-6kg

常穿的褲子變得很鬆，
也能輕鬆地蹲下來了。

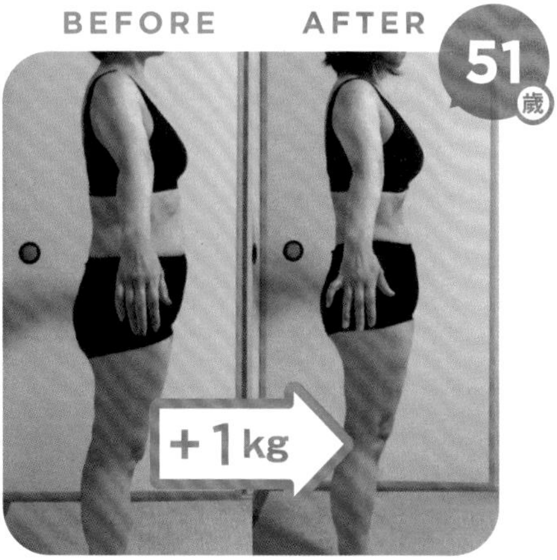
BEFORE
AFTER
51歲
+1kg

雖然體重有點增加，
但肚子卻消了不少。
腰圍減少2公分。

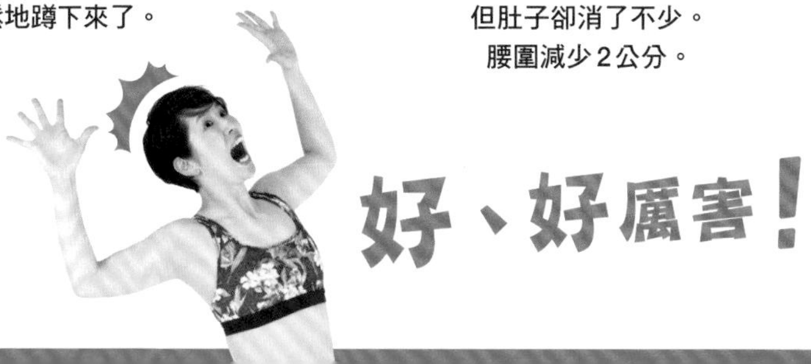
好、好厲害！

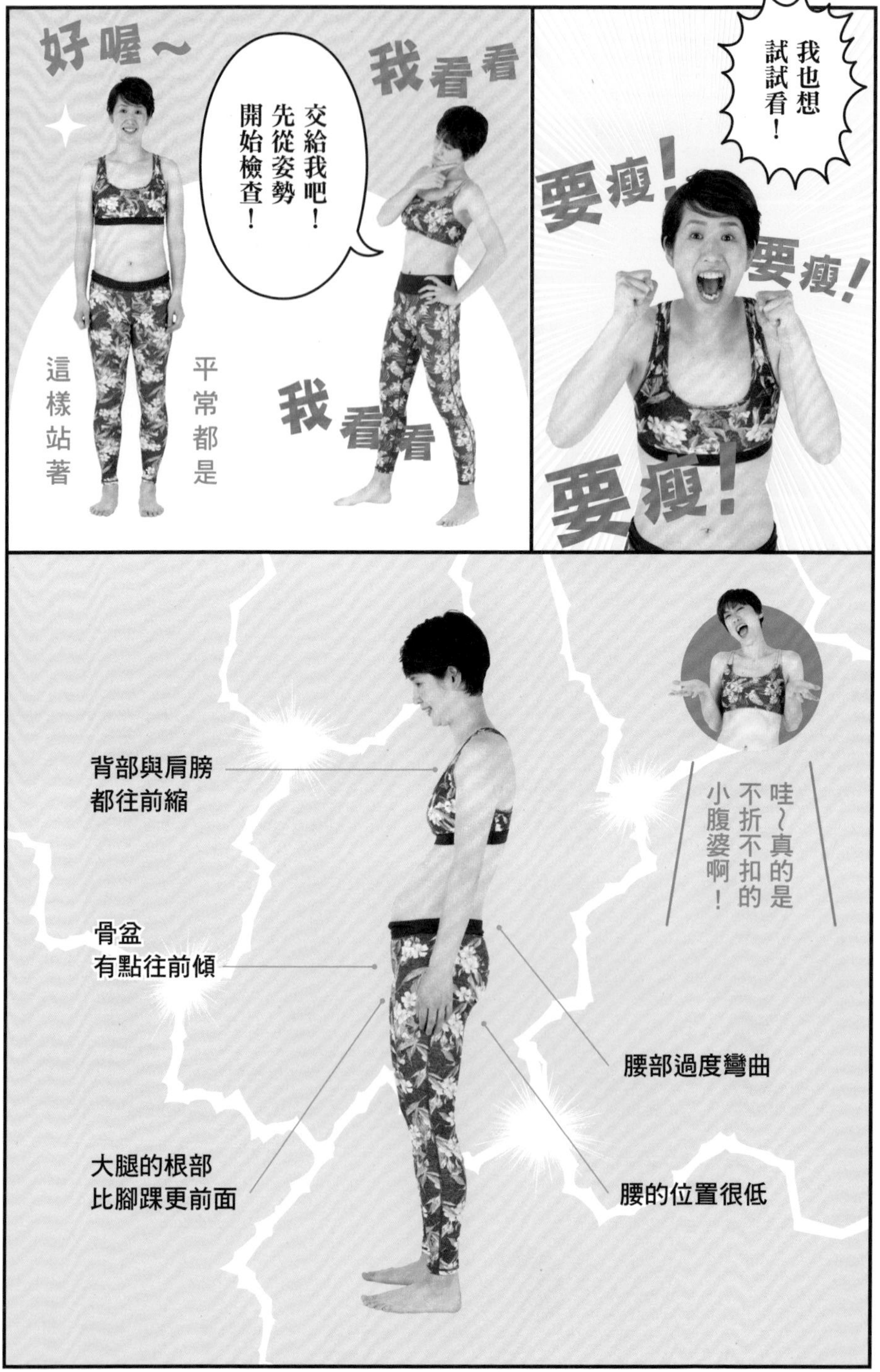

好喔～
平常都是這樣站著
交給我吧！先從姿勢開始檢查！
我看看
我看看
我也想試試看！
要瘦！
要瘦！
要瘦！
背部與肩膀都往前縮
骨盆有點往前傾
大腿的根部比腳踝更前面
腰部過度彎曲
腰的位置很低
哇～真的是不折不扣的小腹婆啊！

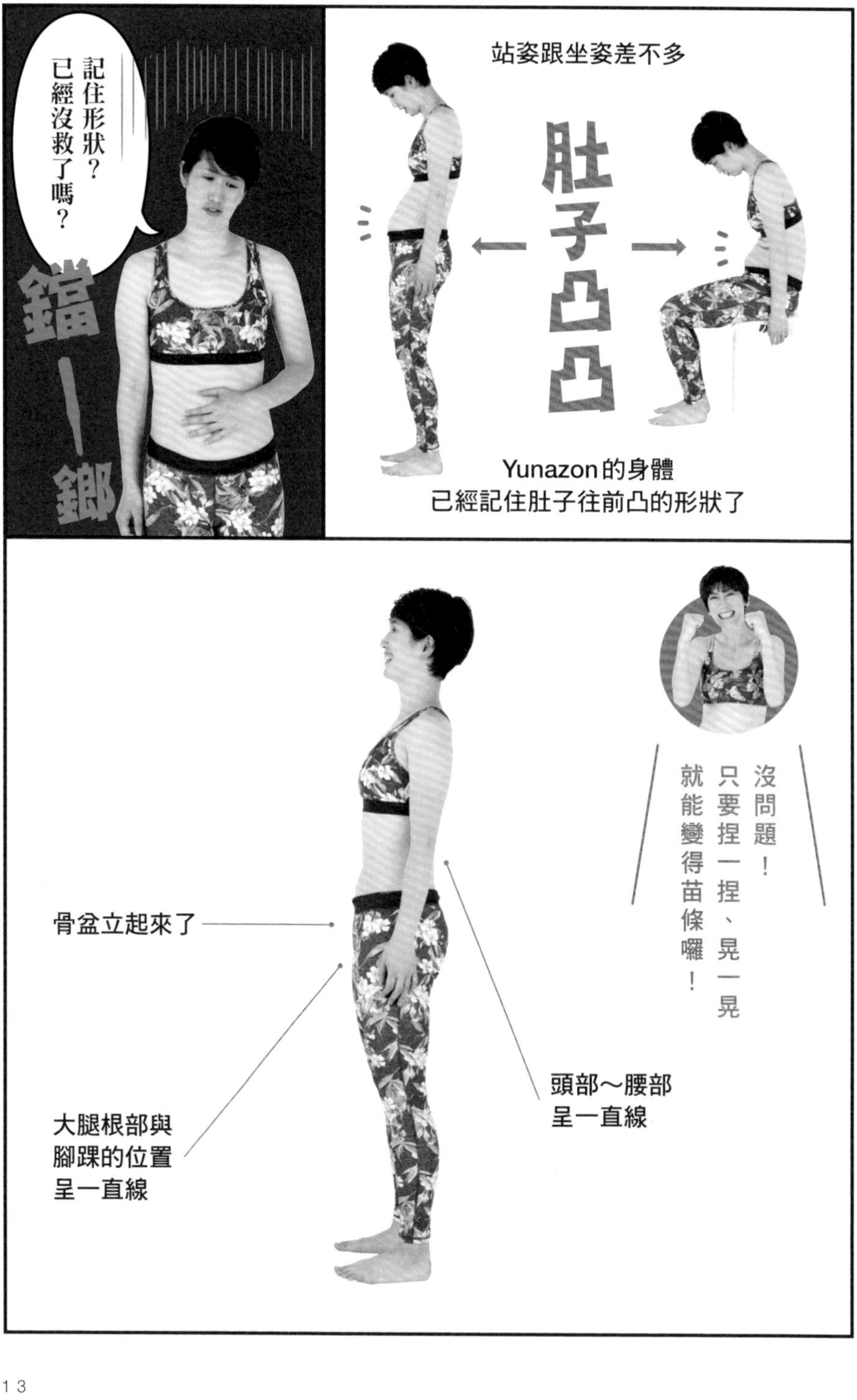
記住形狀？已經沒救了嗎？
鐺—鎯
站姿跟坐姿差不多
肚子凸凸
Yunazon的身體
已經記住肚子往前凸的形狀了
沒問題！只要捏一捏、晃一晃就能變得苗條囉！
骨盆立起來了
頭部～腰部
呈一直線
大腿根部與
腳踝的位置
呈一直線

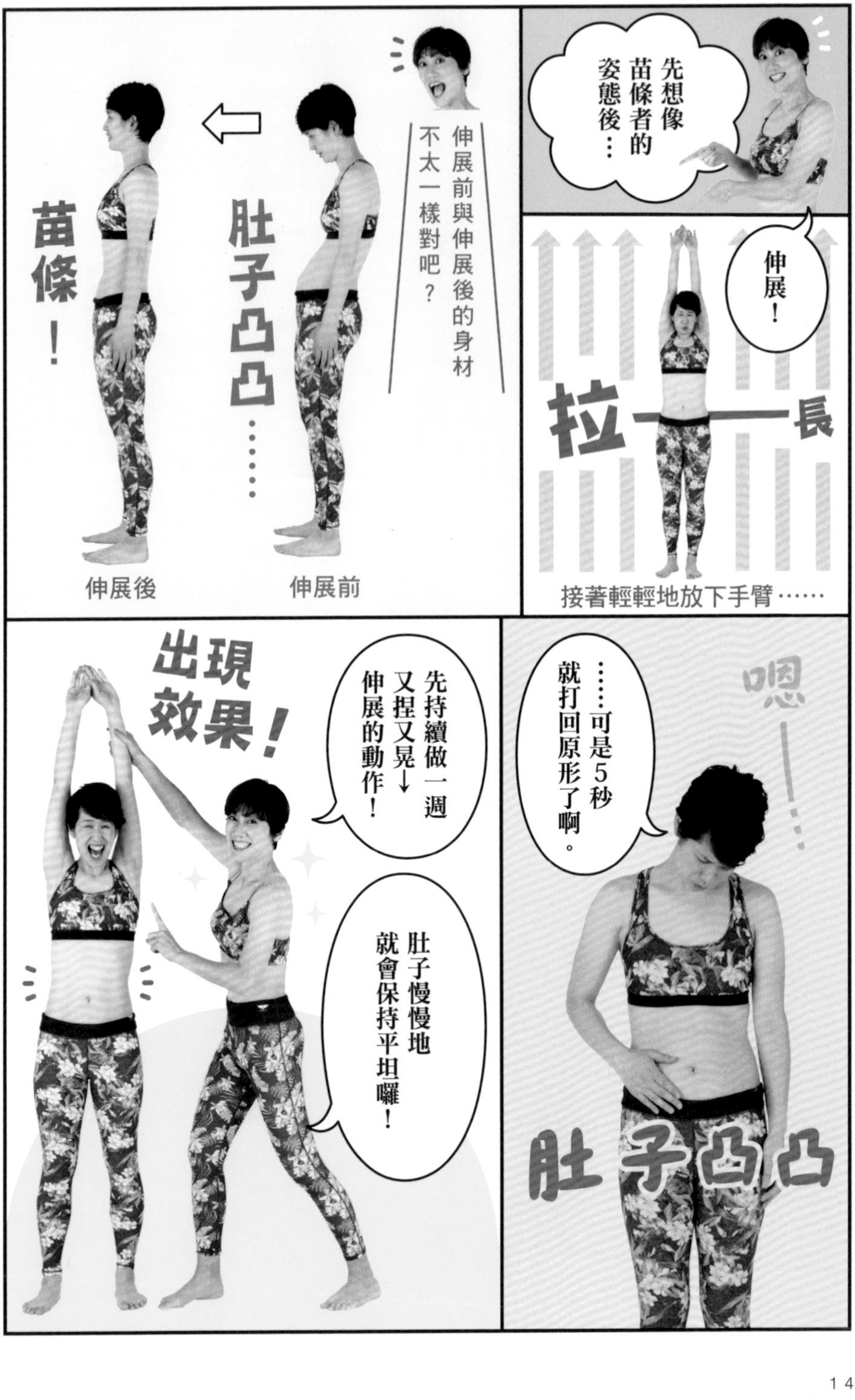
先想像苗條者的姿態後⋯⋯
伸展！
拉——長
接著輕輕地放下手臂⋯⋯
伸展前與伸展後的身材不太一樣對吧？
肚子凸凸⋯⋯
苗條！
伸展後
伸展前
嗯——⋯⋯
⋯⋯可是5秒就打回原形了啊。
肚子凸凸
先持續做一週又捏又晃↓伸展的動作！
肚子慢慢地就會保持平坦囉！
出現效果！

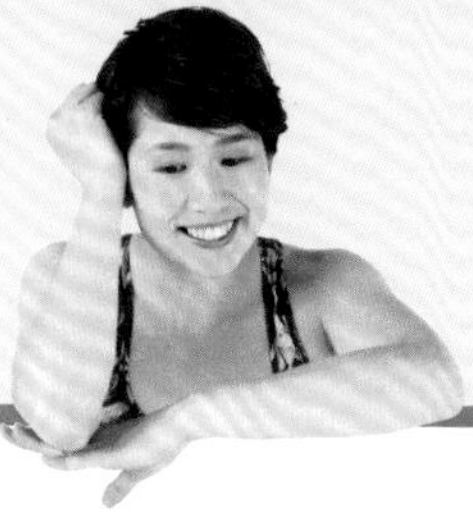

大家讀到這裡，笑得很開心嗎！
其實你也是肚子凸凸的人吧～？

# 肚子有多大CHECK！

請勾選符合自身情況的選項。
勾選的選項越多，肚子就有多凸。

- □ 醒著的時候幾乎都坐著
- □ 肩膀與脖子很僵硬
- □ 有時會腰痛
- □ 一坐下來，就會讓體重整個壓在椅背上
- □ 有駝背的習慣，肩膀習慣往前縮
- □ 站直時，腰會忍不住反凹
- □ 肚子的肉都從裙頭或是褲頭擠出來
- □ 找不到腰部的曲線
- □ 胃部往前凸
- □ 站著往前彎腰，指尖摸不到地板
- □ 就算小腹用力也不會變硬
- □ 手臂往後也摸不到肩胛骨

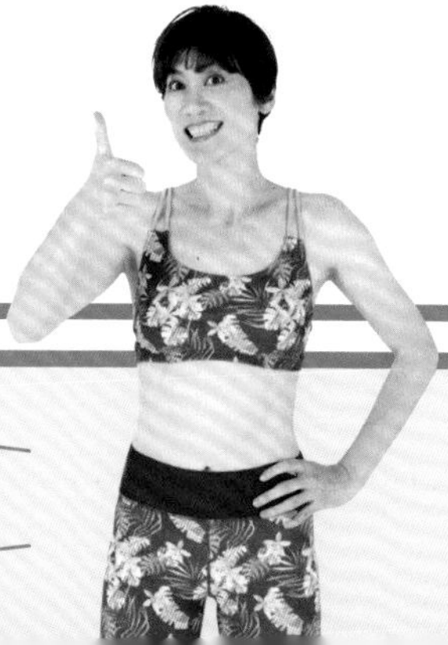

就算勾了很多個也沒關係。
我會帶著大家變苗條！

## 肚子凸凸的人肌肉都在休息

肌肉與骨頭的表面有一層薄膜，這層薄膜很容易沾黏，若是一直不活動身體，這層薄膜就會黏在肌肉或是骨頭的表面，肌肉會因此變得不靈活。照理說，背部挺直的姿勢最放鬆。但是當肚子往前凸，肌肉也在休息時，這種姿勢就會變得「最自然、最輕鬆」。所以，就算矯正了姿勢，一下子又會變得肚子凸凸。

### 進化的過程

—從肚子凸凸到變得苗條—

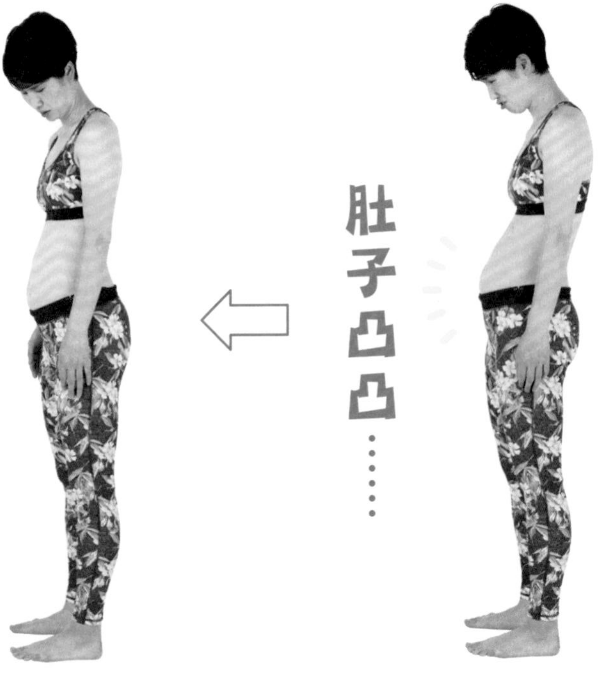

## 讓「肌肉動起來」肚子就會變得平坦

要維持正確姿勢的第一步，就是讓黏在一起的肌肉分開。最有效的方法就是把肉捏一捏、晃一晃，也就是「又捏又晃」。利用這招讓肌肉動起來，肚子就會往內縮，身材也會變得苗條。

讓肌肉動起來等於消耗熱量，就算不採用偏激的減重方式，也能打造脂肪不易囤積的體質，快速地變苗條。

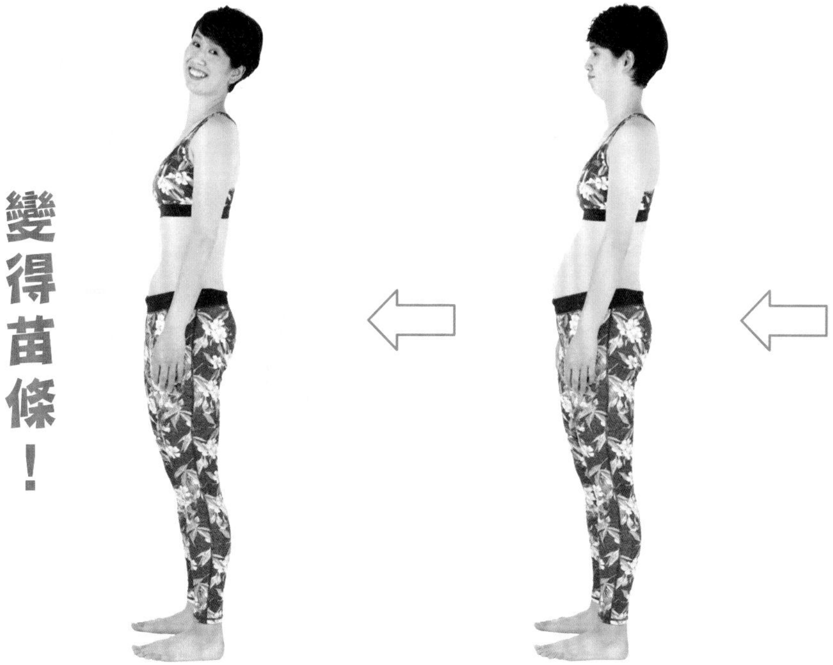

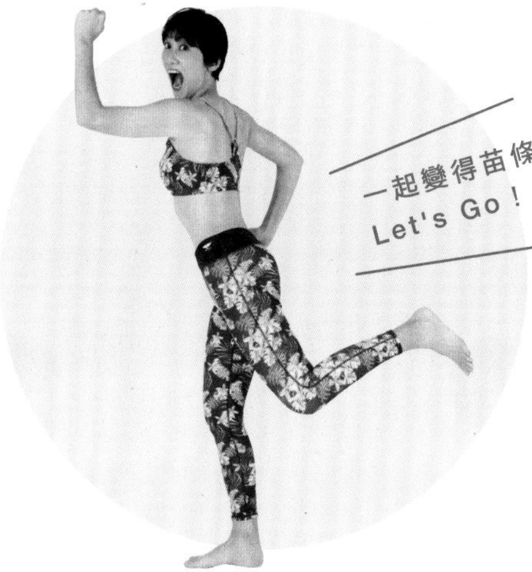

一起變得苗條吧！
Let's Go！

# 第 1 章

## 捏一捏、晃一晃

# 利用又捏又晃快速瘦下來！

# 「又捏又晃」的基本知識

捏一捏、晃一晃、再伸展，讓沾黏的肌肉慢慢鬆開。

## 1 捏一捏、晃一晃

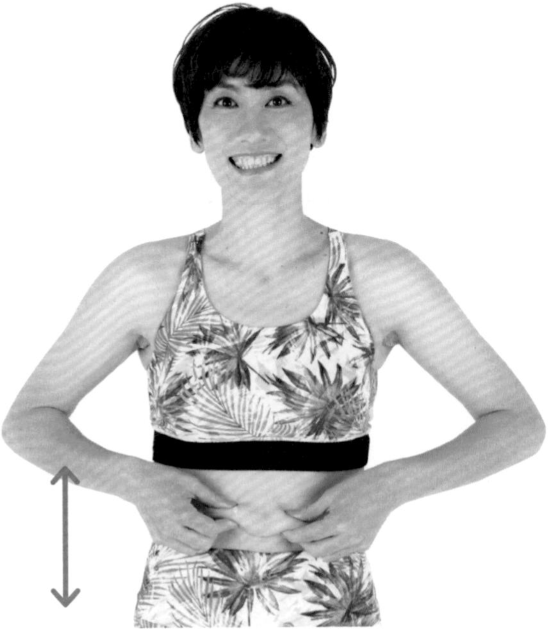

用5隻手指把肚子的肉從上下往中間捏，再上下晃動。

## 2 捏住後伸展

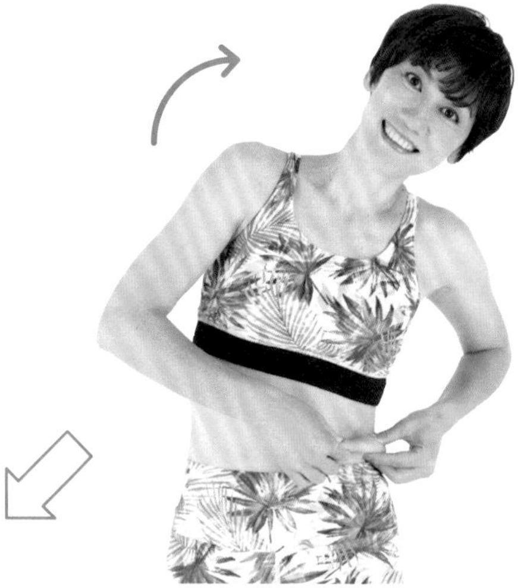

① 往肚子鬆垮垮的
方向彎腰，
再把肚子的肉
從上下往中間捏。

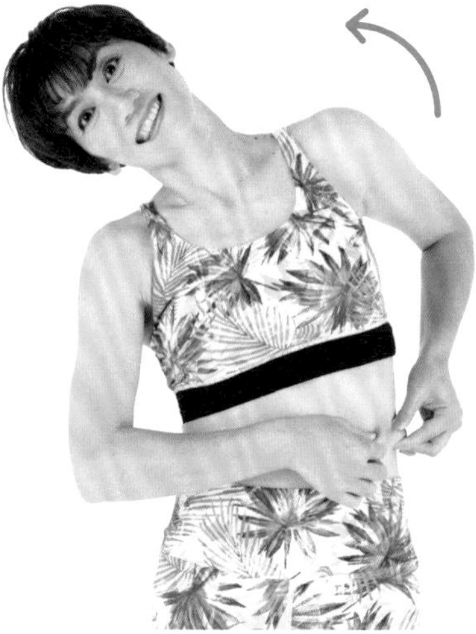

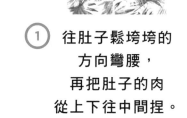

② 捏住肥肉之後，
讓身體慢慢地
往另一側彎腰，
讓捏住的部位伸展開來。

注意！ 捏住肥肉的時候，不要讓指甲陷入肉裡，
也不要用力摩擦皮膚，否則皮膚會受傷。

## 捏住所有捏得住的肉！

雖然每個人能捏住的肉不一樣，
但是盡可能
捏住所有能捏住的肉。

如果肉
分成2層，
就2層一起捏！

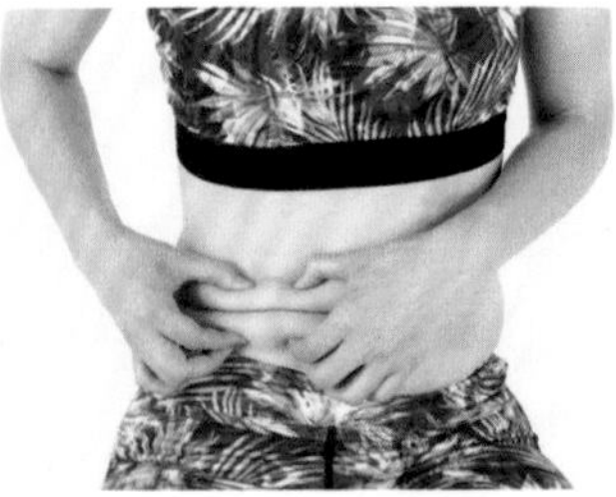

## 捏深一點
## 直到捏住脂肪與
## 肌肉的分界為止

讓手指深深地壓進肥肉之中，
再試著捏起來。
感覺就像是
讓接近皮膚表面的脂肪，
與下層的肌肉分開一樣。

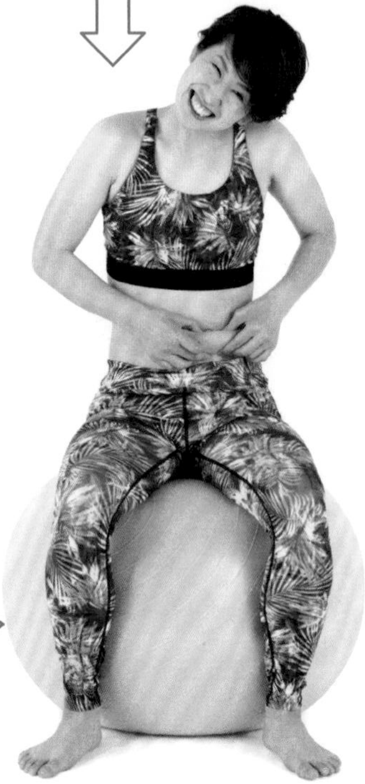

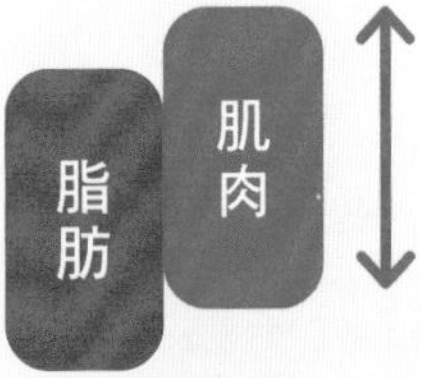


感覺就像是
讓脂肪與
肌肉分開

用力將2層肉
捏成1層肉！

NG

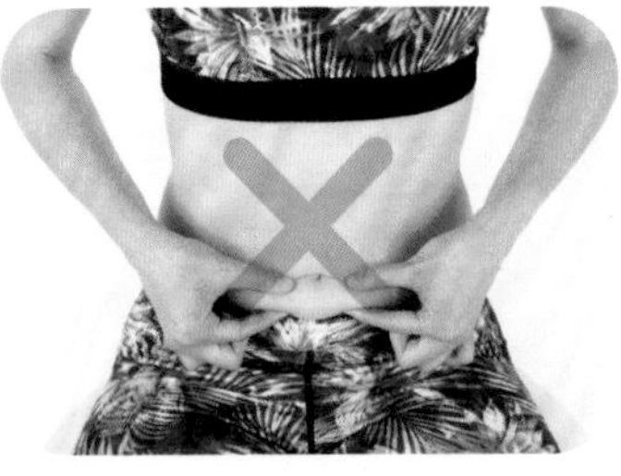

捏得太淺
就只會讓脂肪晃動而已，
效果也會大打折扣！

## 「捏住之後伸展」時
## 稍微讓肥肉滑掉也沒關係！

先拱背，
再捏住所有可以捏得住的肥肉。

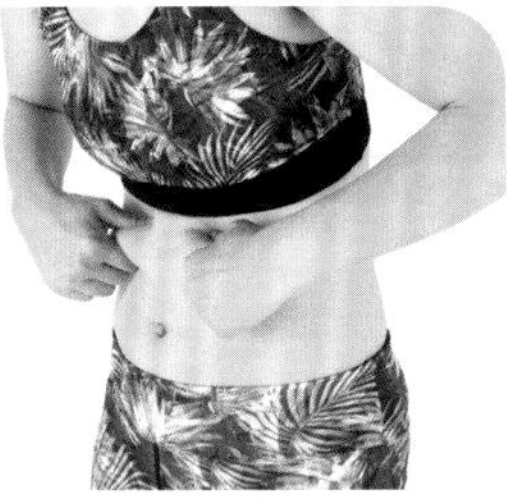

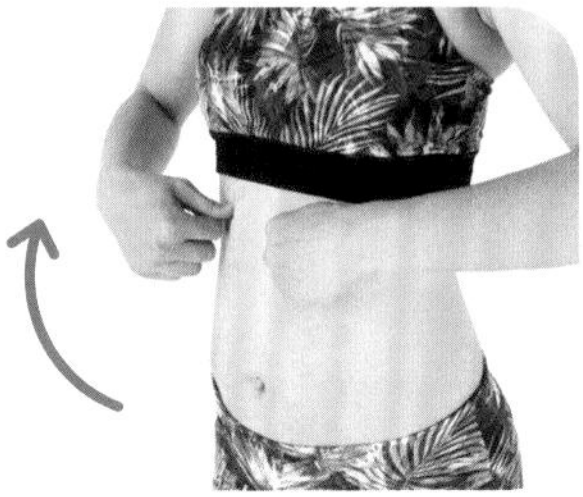

身體打直時，
不小心放掉肥肉也OK。
只要脂肪與肌肉分開，
慢慢地就能在捏住肥肉的同時，
讓身體完全打直。

## 大幅「晃動」

用力捏住肥肉之後，
上下大幅晃動。
如果捏住的肥肉位於肚子上半部，
就用力往上晃到肚臍的位置。

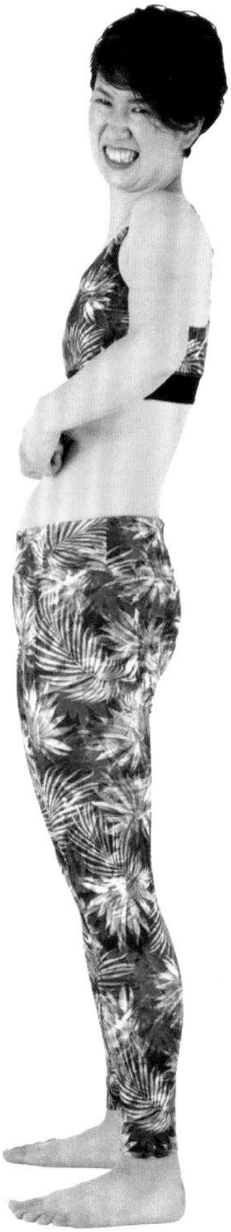

請加油喲！

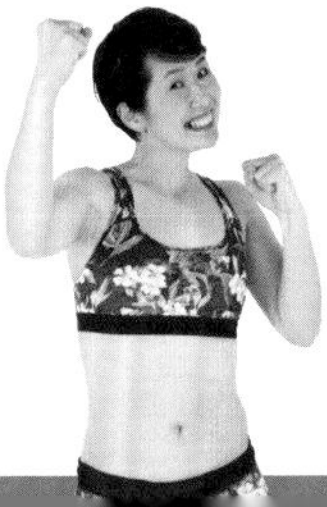

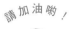

一開始會有點痛，
但是比練腹肌更輕鬆。

# 針對腹部又捏又晃

## 就算有點肥肉
## 還是能讓肚子變瘦

大家是不是以為「讓肚子變瘦＝讓肚子的肥肉不見」呢？其實就算有肥肉，還是能讓肚子看起來很平坦喲。肚子會往外凸的原因之一，就是腹肌彼此沾黏，變得又短又硬，腹部無法完全伸展。只要鬆開肌肉，讓肌肉變得靈活，腹肌就能發揮作用！慢慢地就能維持「伸展」時的苗條身材囉。

CHECK這個部分！

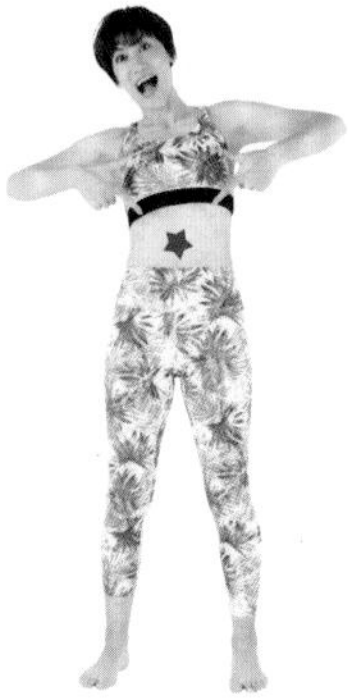

CHECK

# 1

## 肚子肥胖度檢查

胸部不用太挺。

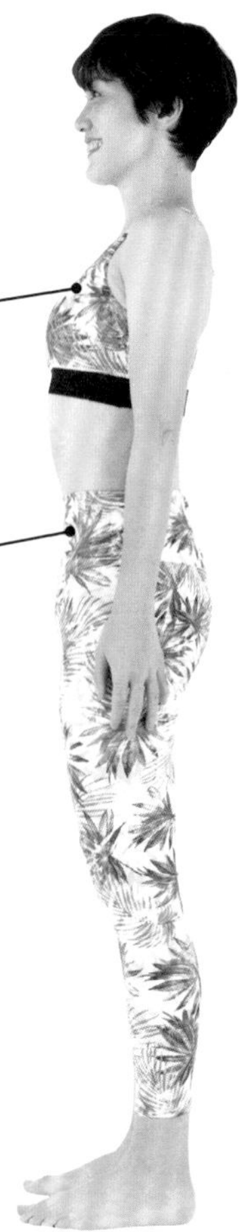

如果找不到大鏡子，請大家先做出「立正」的動作，接著往下看。能直接看到腳趾甲，不會看到胸部下方的肚子，是最理想的狀態。

收緊腹肌之後，肚子還是垂垂的，不太平坦。

**在鏡子前面「立正」，再從側面檢視身材。**
**胸部與肚子，哪邊比較凸出呢？**

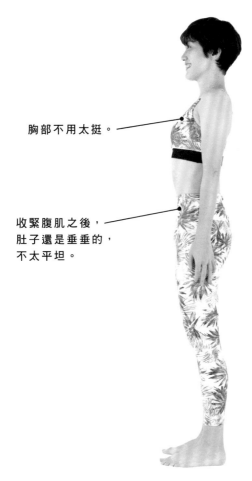

# 放鬆肚臍上方

## 運動

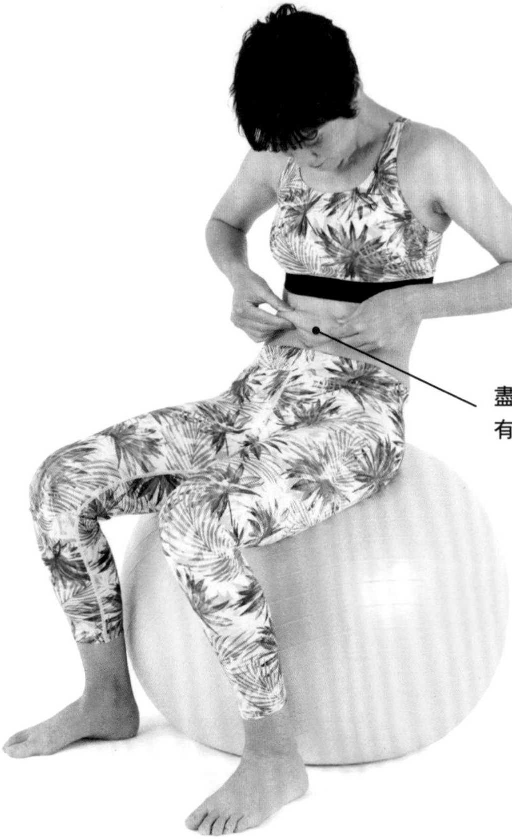
盡可能捏住有點硬、
有點難捏住的部位！

① **坐在椅子上面，稍微圓背，捏住肚臍上方的肉，再上下晃動。可一邊調整位置、一邊鬆開心窩～肚臍之間的肉。**

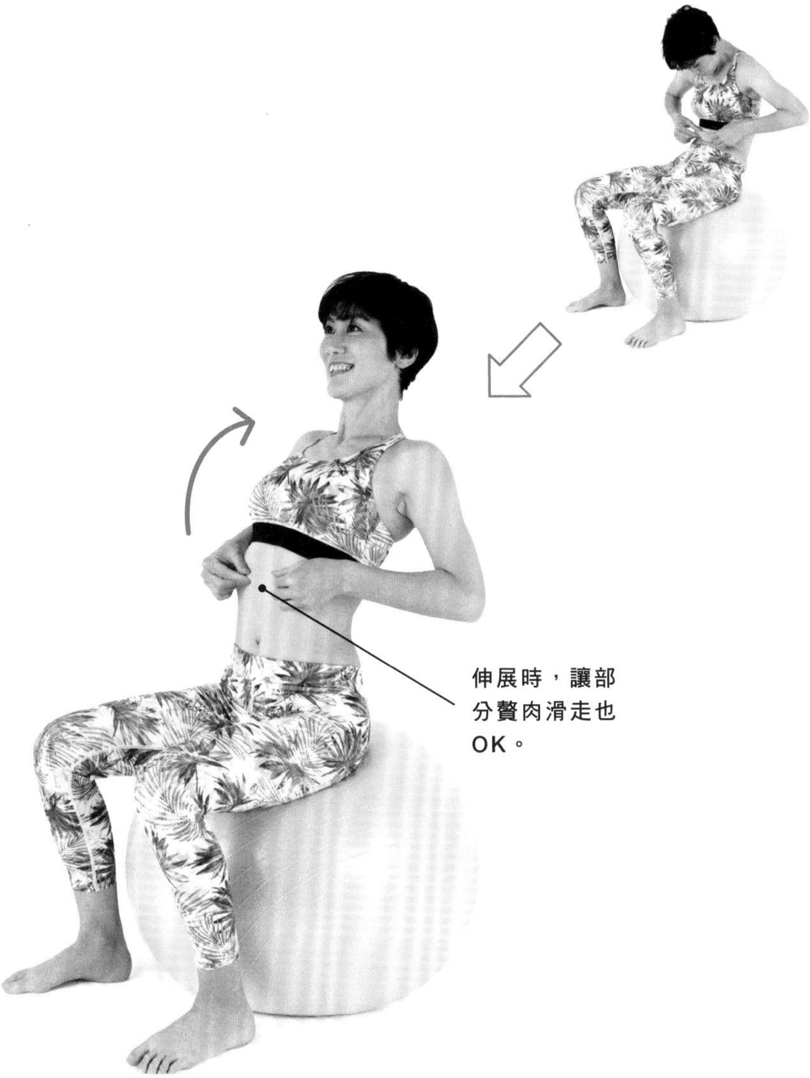
伸展時，讓部分贅肉滑走也OK。

② **依照步驟①的方式捏住肉，一邊吸氣、一邊往後仰，讓身體延展開來。**

# 放鬆肚臍下方

## 運動

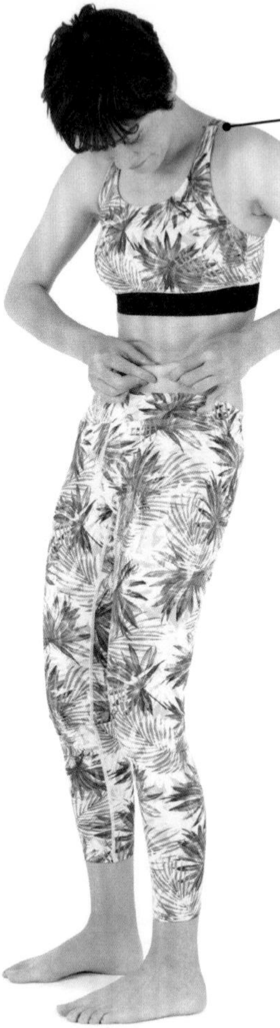


① 站穩後，稍微圓背，捏住肚臍下方的肉，再上下晃動。可一邊調整位置、一邊鬆開小腹所有的肉。

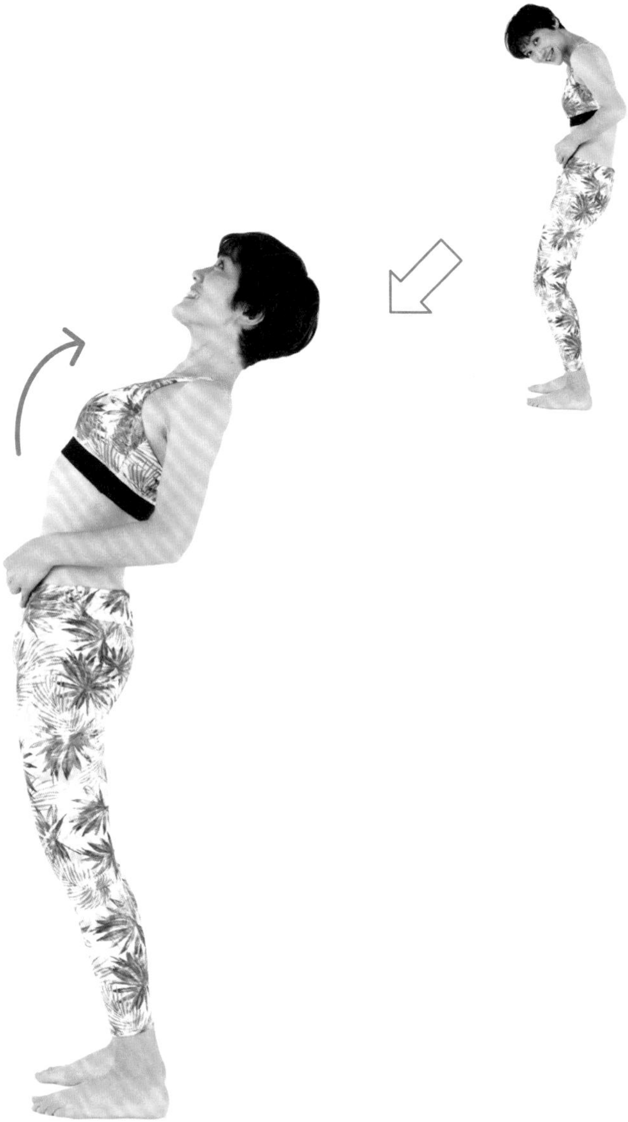

② 依照步驟①的方式捏住肉，一邊吸氣、一邊往後仰，讓身體延展開來。

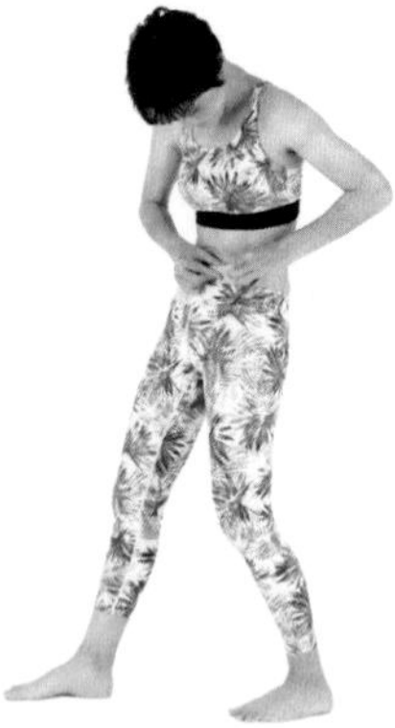

想要伸展的那側腳往後退一步。

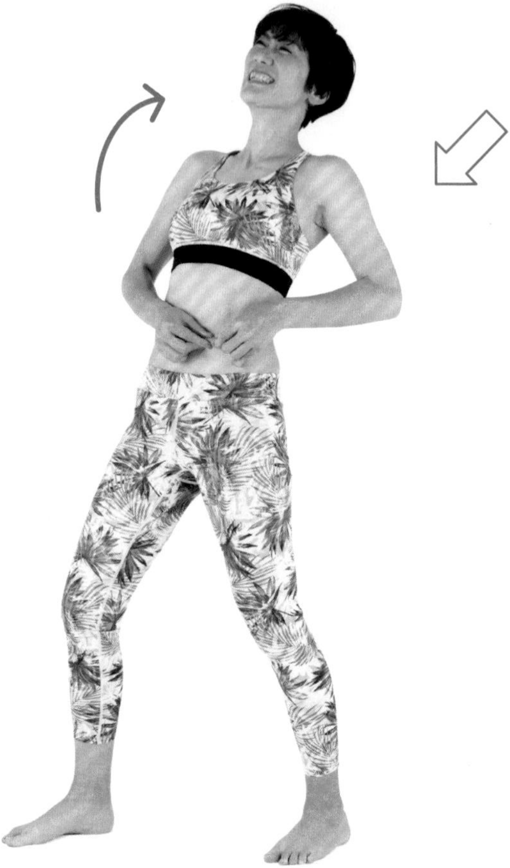

③ **接著伸展小腹側邊。左腳往後退一步，拱背讓身體往左下方彎。抓住肉後往右上方後仰，伸展身體。另一側以相同的方式操作。**

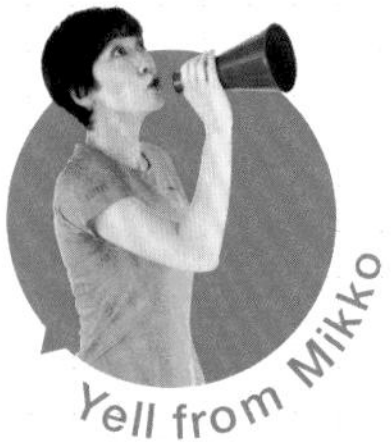
Yell from Mikko

# 鬆開腹肌
# 肚子就會變得平坦

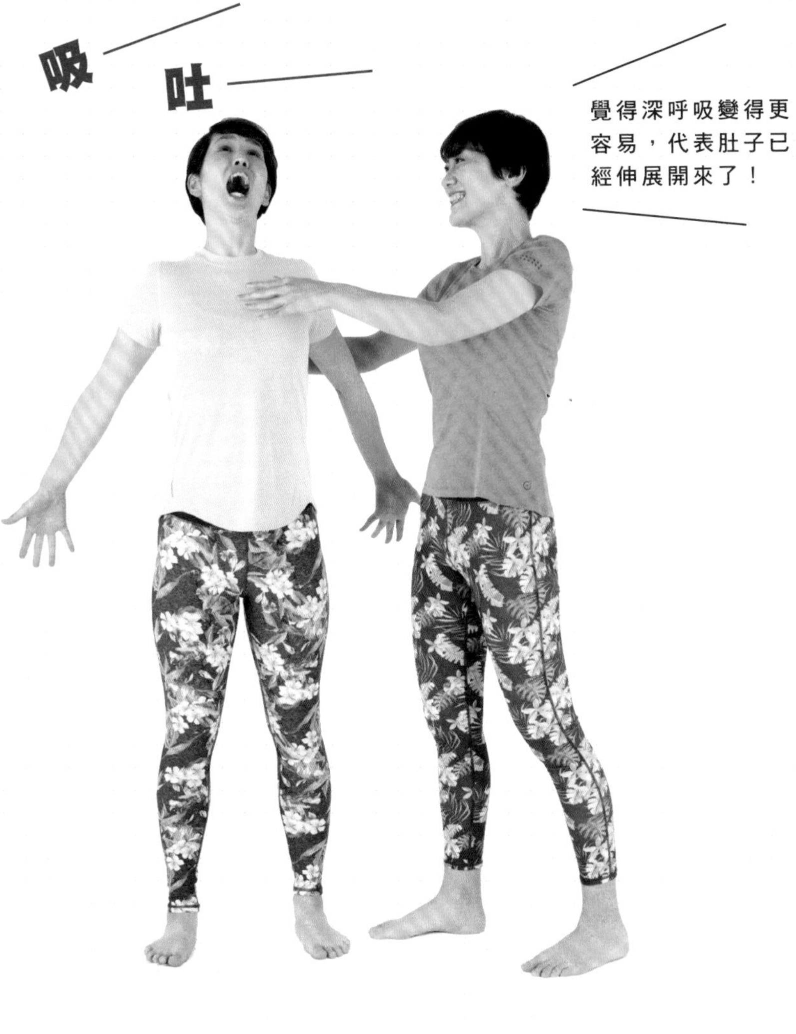
吸
吐
覺得深呼吸變得更容易，代表肚子已經伸展開來了！

# 擴胸

## 運動

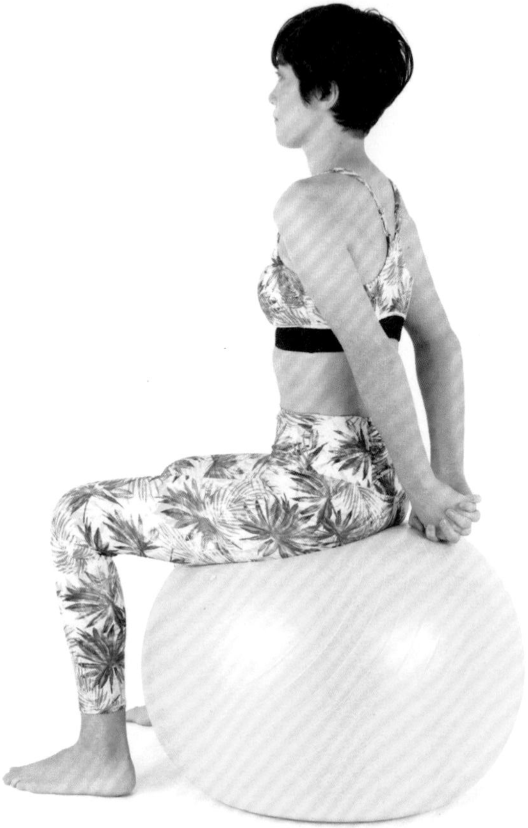

① 找一張椅子坐下來，雙手在背後交握。

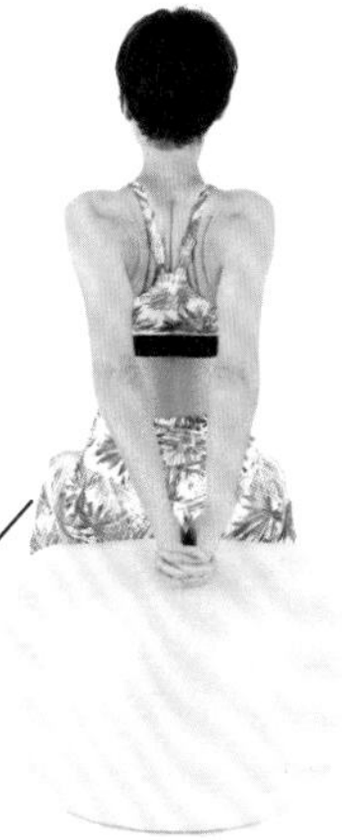

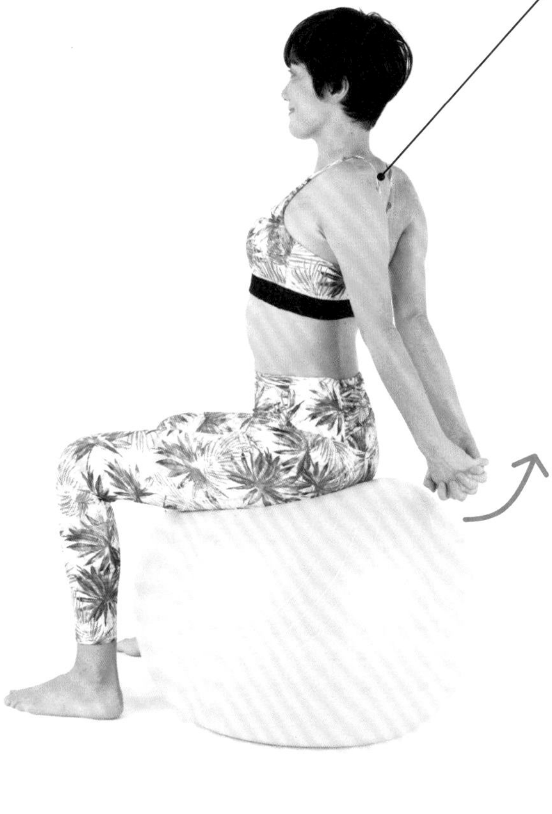

讓肩胛骨用力
往脊椎的方向
靠緊！

② **交握的雙手往上的同時，用力靠緊左右兩側手肘，讓肩胛骨往正中央擠。**

# 伸展側腹

## 運動

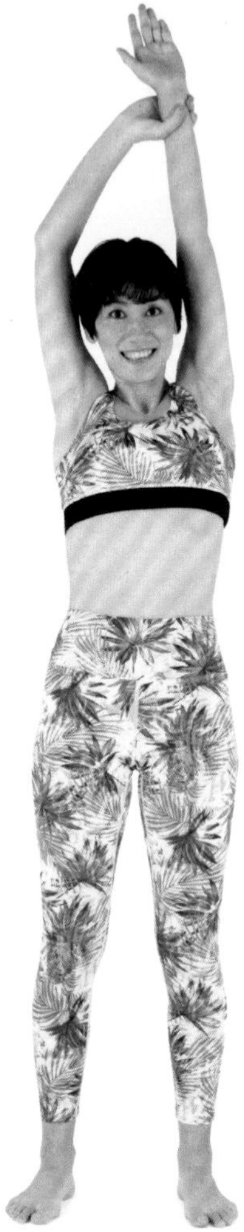

① 雙腳微微張開並站穩，左手往上伸展，
用右手輕輕抓住手腕。

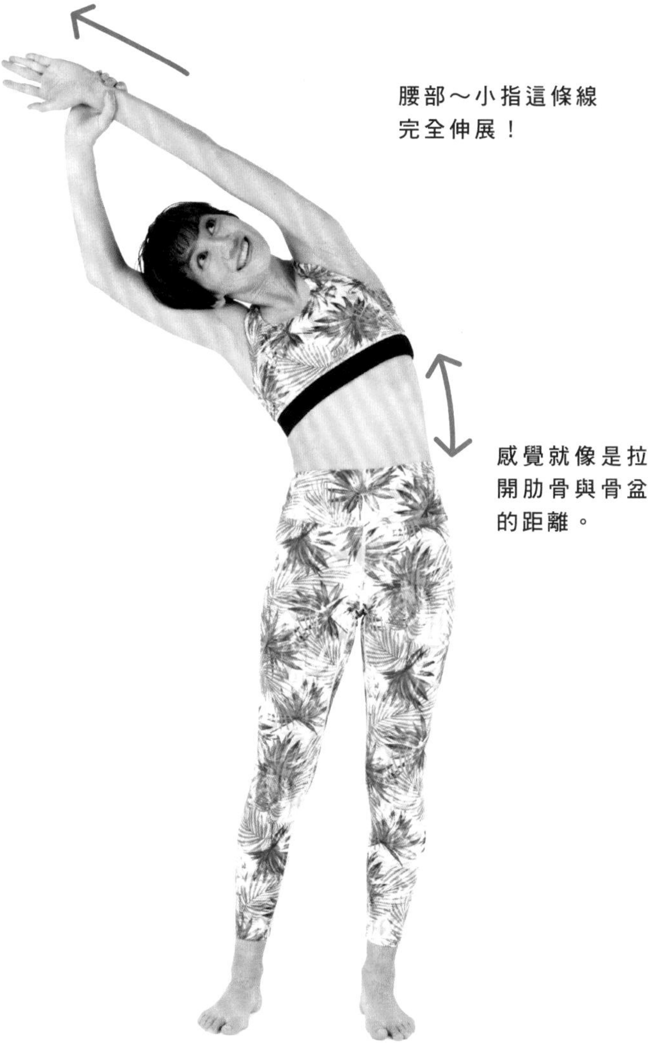
腰部～小指這條線
完全伸展！
感覺就像是拉
開肋骨與骨盆
的距離。

**② 先讓身體往上伸展，接著直接往右側彎腰，感覺就像是用右手將身體往右上方拉開。另一側以相同的方式操作。**

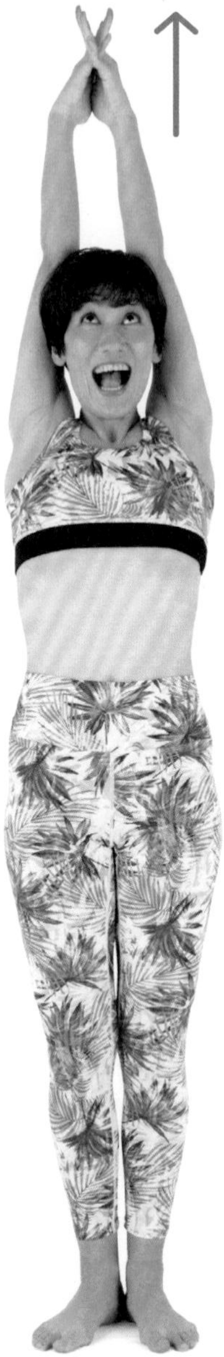

身體兩側都伸展之後，
就能輕鬆地往上伸展。

③ **雙腳靠攏，雙手在頭上交握，接著收肚子，**
**讓身體往上伸展。**

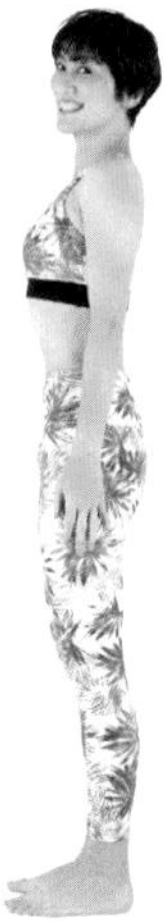

讓往外凸出的
肚子往內縮，
身材變得苗條！

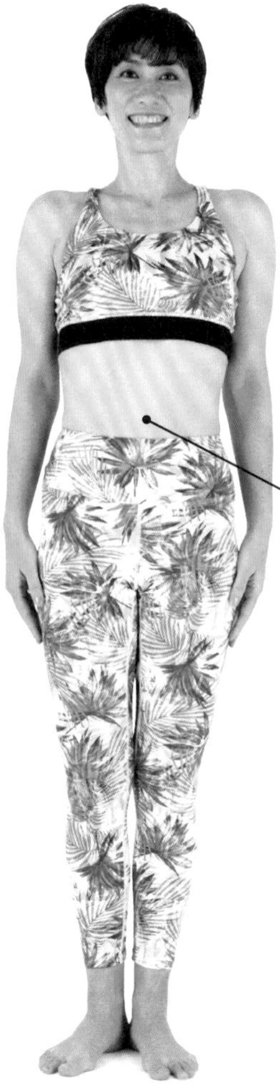

維持收肚子的
狀態！

④ **保持身體往上伸展的狀態，同時緩緩放下雙手。**

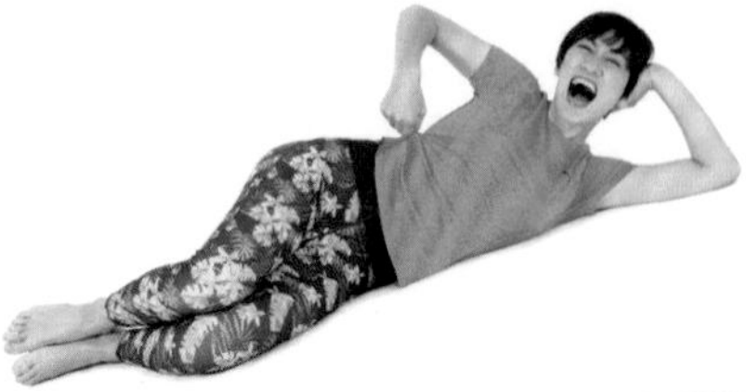

上廁所時
又捏又晃！
看電視時
又捏又晃！
使用微波爐時

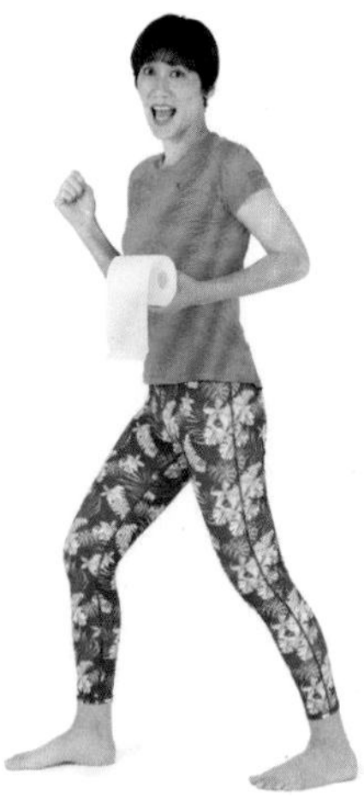

又捏又晃！
稍微放鬆與伸展
不需要吃力的重訓！

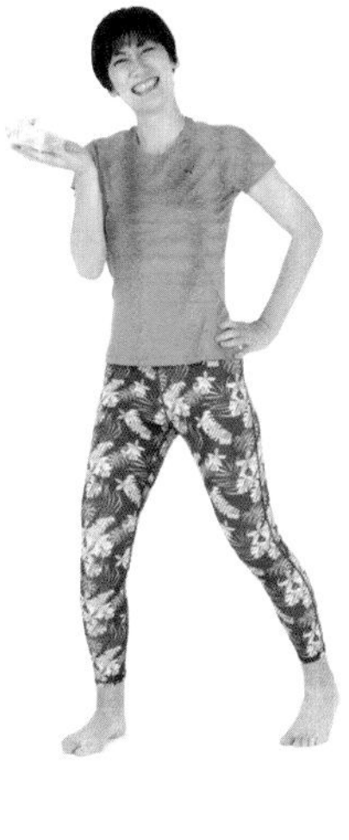

# 針對腰部又捏又晃

## 放鬆僵硬的腰部
## 小腹的肌肉就會變得靈活

要讓隆起的小腹變得苗條，就要讓「肌肉動起來」。小腹可說是特別難瘦下來的部分，很多人再怎麼用力，小腹還是軟趴趴的，原因全出在「腰」。當腰部的肌肉變得僵硬，小腹的肌肉也會變得僵硬。所以要先放鬆腰部的肌肉，讓「小腹」的肌肉跟著動起來。

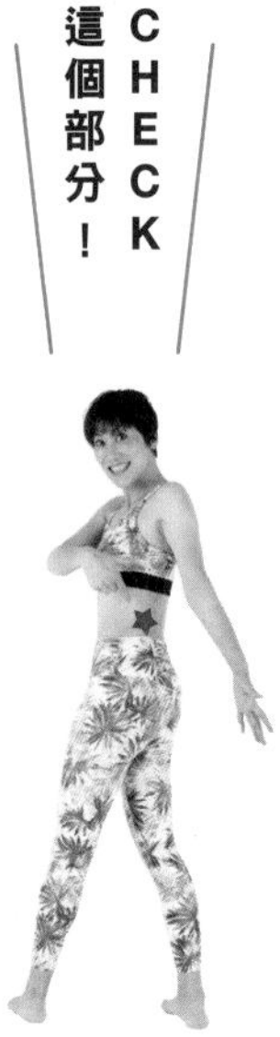

CHECK
# 1

## 腹部呼吸

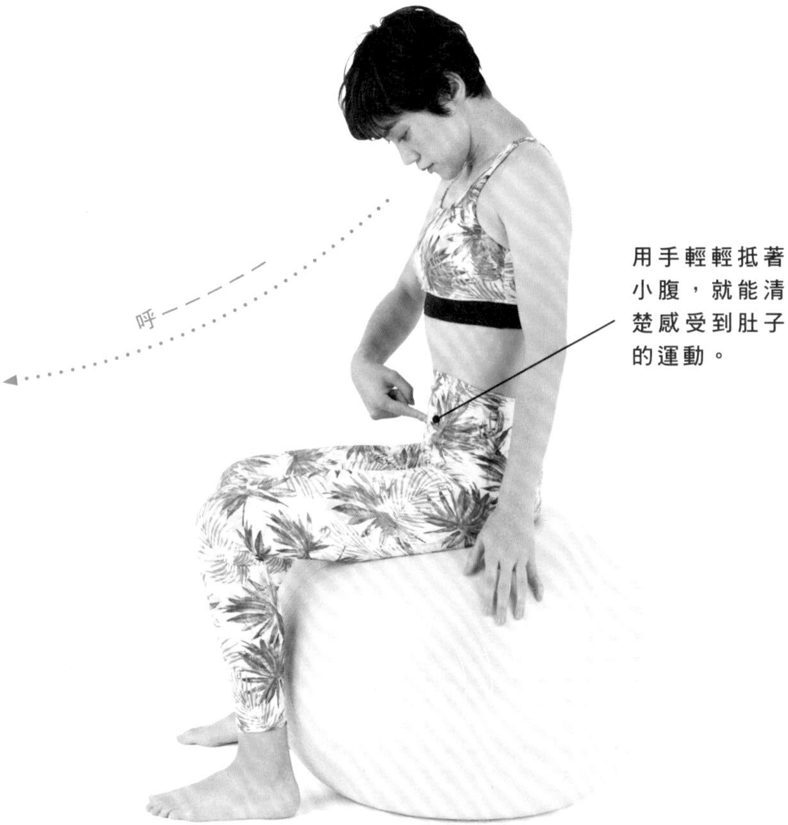
呼——
用手輕輕抵著小腹，就能清楚感受到肚子的運動。

坐在椅子上吸氣，讓肚子鼓起來。
接著緩緩吐氣，讓小腹慢慢地內縮，
同時確認小腹有沒有跟著移動。

CHECK

# 2

## 搖晃的不倒翁

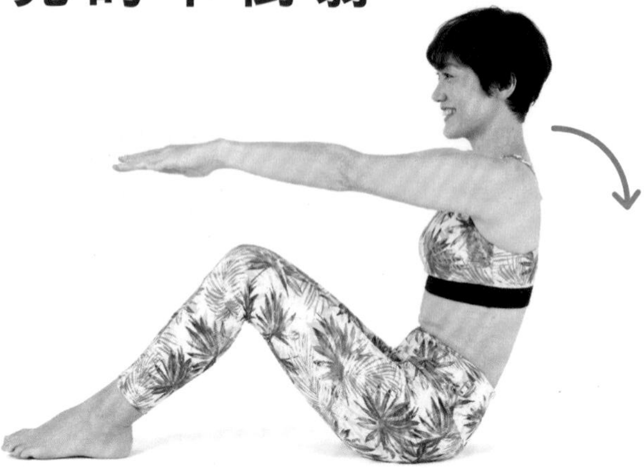

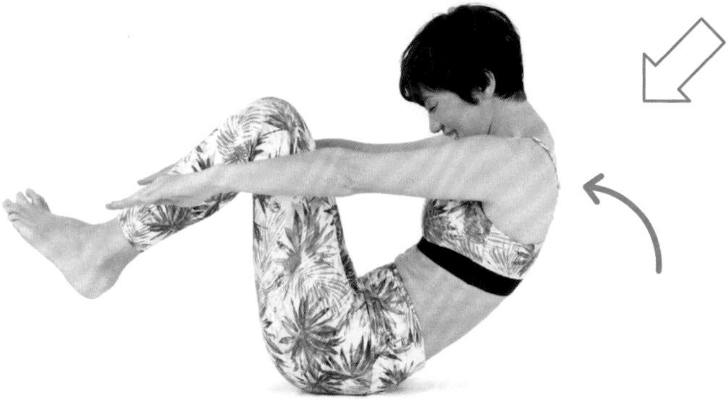

坐在地上，立起膝蓋、雙手往前伸。
接著拱起背部並往後倒，再恢復成原本的姿勢。

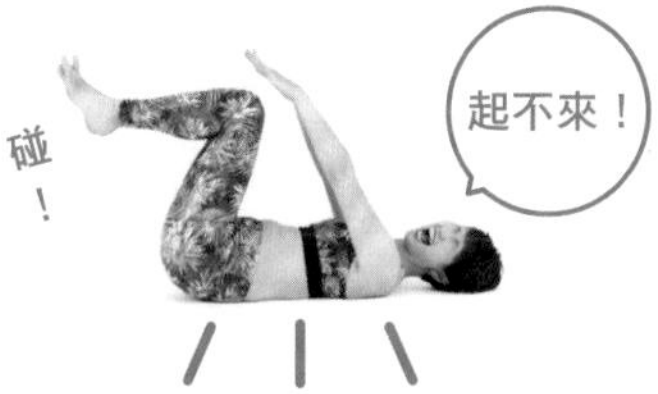


腰部太僵硬或腹部肌肉太弱，
就會像這樣……

# 放鬆腰部

## 運動

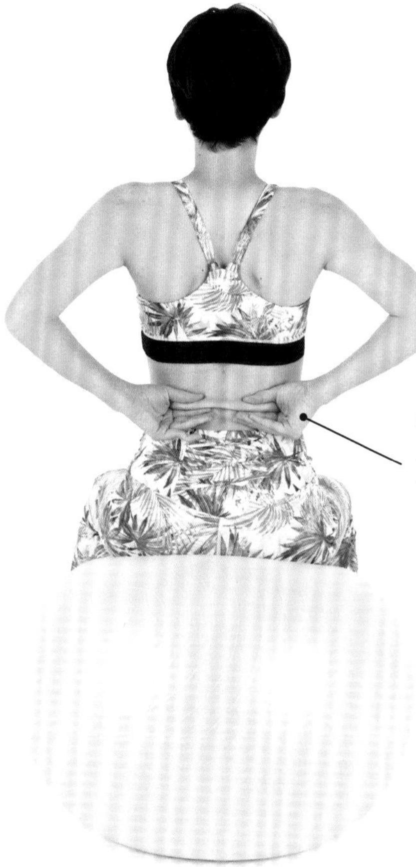
捏不到的地方可用掌心抵著；捏得到的地方就像讓皮膚往上往下移動一樣晃動。

① **身體往後仰，將腰部上下方的肉捏在一起，接著上下移動。**

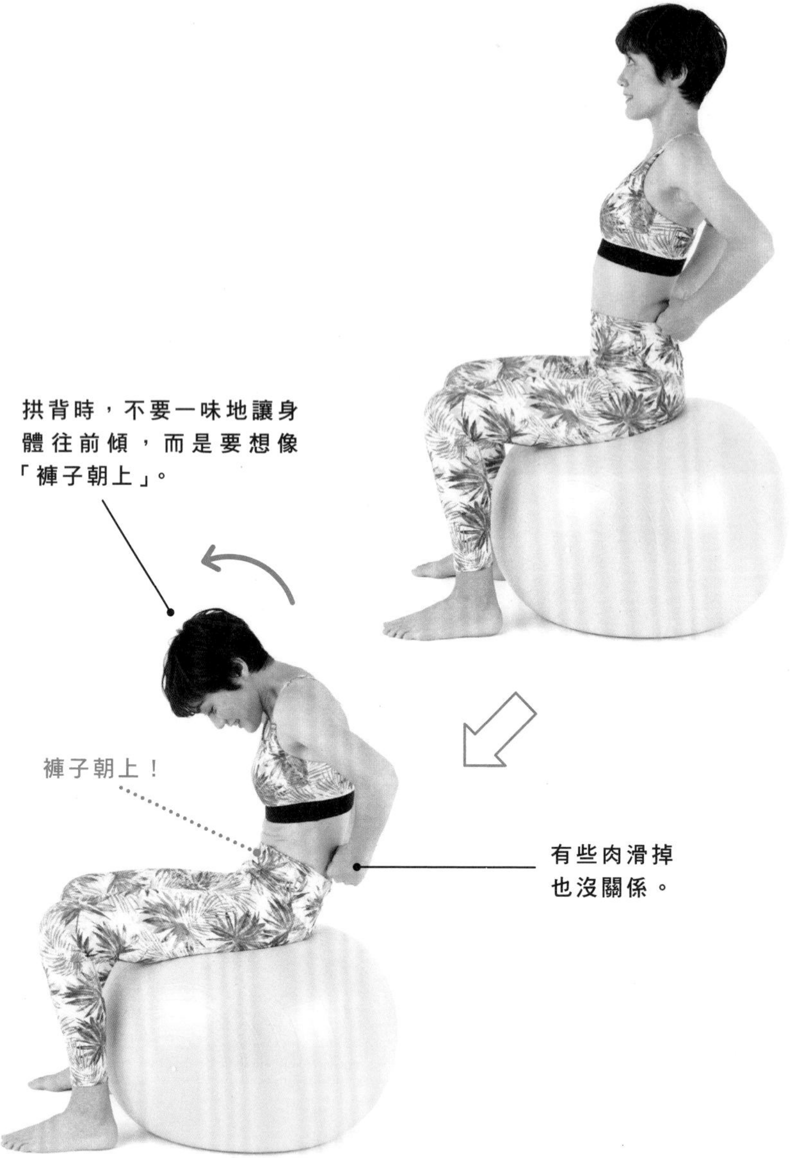
拱背時，不要一味地讓身
體往前傾，而是要想像
「褲子朝上」。
褲子朝上！
有些肉滑掉
也沒關係。

**② 身體往後仰，捏住腰部的肉，**
**以「讓肚臍往背後移動」的感覺拱起背部。**

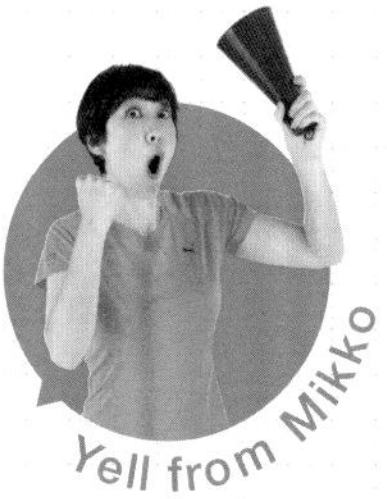


# 拱背時想像「褲子朝上」！

什麼叫做
「褲子朝上」？

想像左右兩側的髖骨之間有一條線，接著再想像這條線之下的「褲子」呈倒三角形，讓倒三角形朝向天花板，就是「褲子朝上」。

## 褲子朝上！

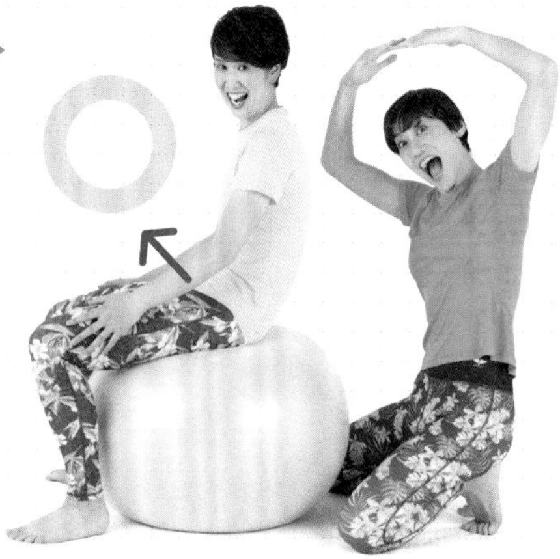

背部拱起來了！

## 褲子朝下……

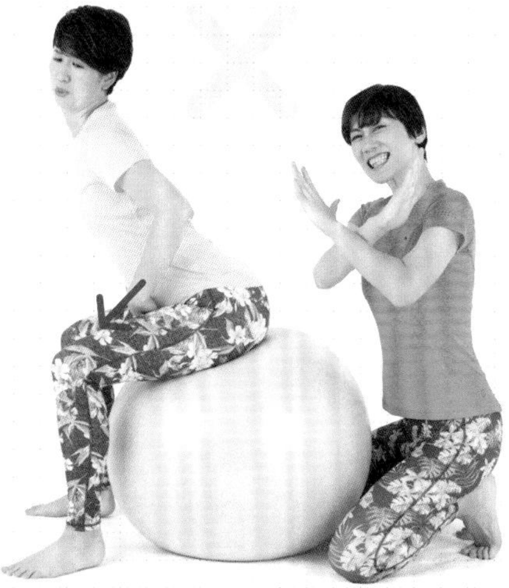

背部僅是伸展而已。

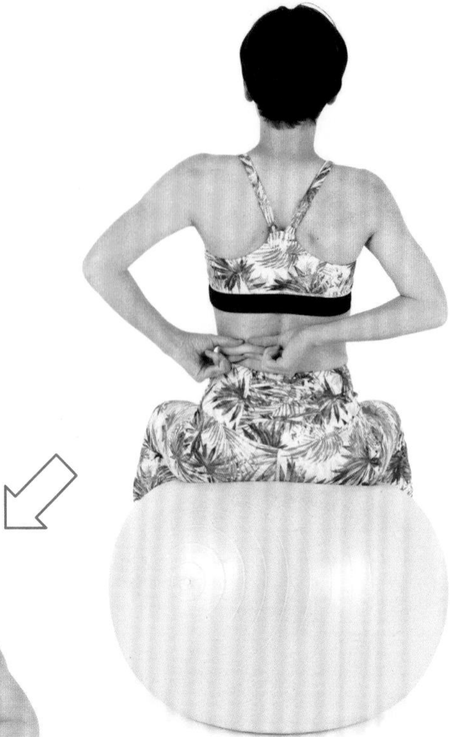

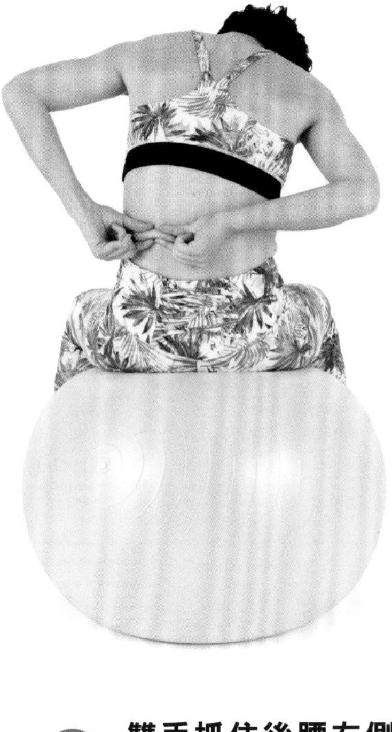

讓身體斜向傾倒時，也
要讓「褲子朝上」。

③ **雙手抓住後腰左側的肉，拱起背部的同時，身體往右側倒。另一側以相同的方式操作。**

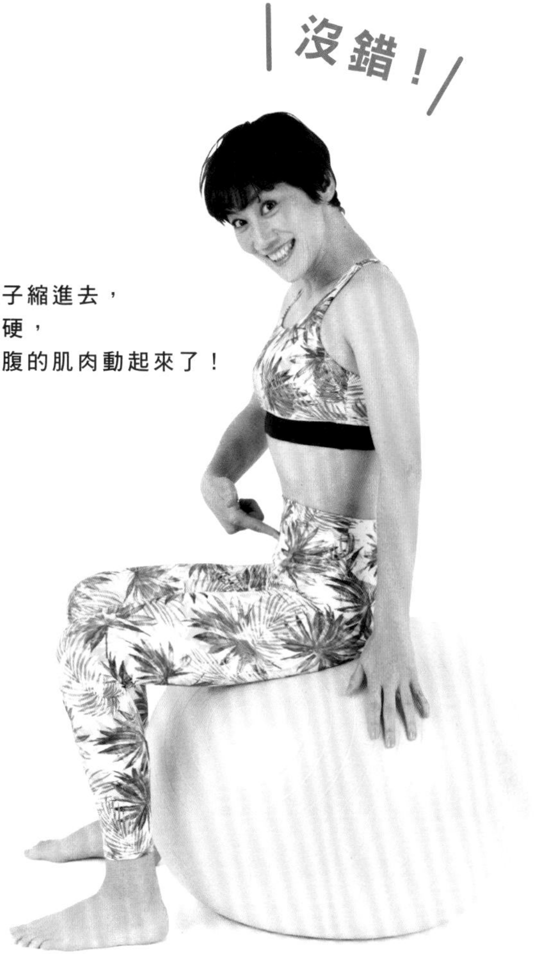
沒錯！
如果肚子縮進去，
小腹變硬，
代表小腹的肌肉動起來了！

④ **吸氣讓肚子鼓起來，接著再緩緩吐氣，**
**讓小腹慢慢往內縮，同時感覺小腹的運動。**

讓雙手
像是**挖土機**
用力將肚子

# 周圍的**肉**集中起來！

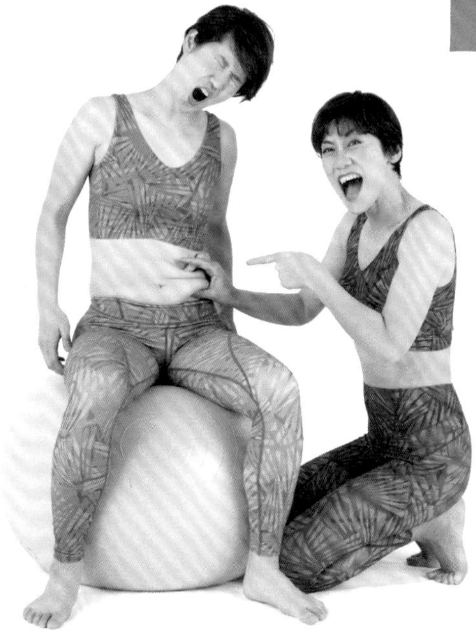

# 針對腹部～胸部又捏又晃

## 「能扭轉的身體」就是容易變瘦的身體

肚子比較大的人，通常都會覺得腹部這一帶很笨重。如果身體夠柔軟，在走路或是轉身時，會自然而然地使用腹部這一帶的肌肉。不過，當腹部到胸部的肌肉變得太緊繃，就會很難扭轉身體。如果不想做特別的訓練，又想擁有易瘦體質，就要打造「能輕鬆扭轉的身體」。讓我們一起放鬆腹部到胸部的肌肉，擁有易瘦的體質吧。

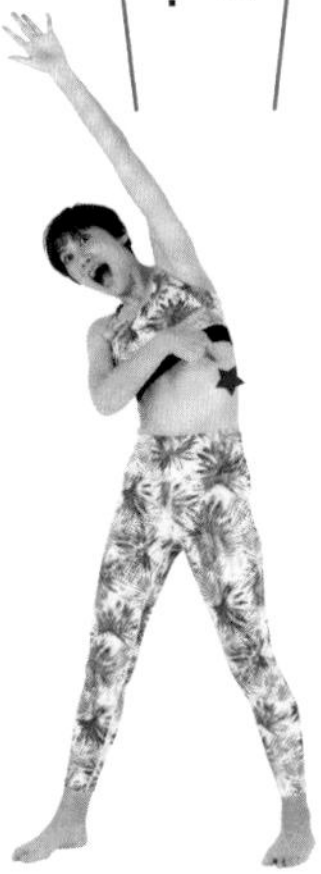

CHECK

# 1

## 扶著牆壁轉身

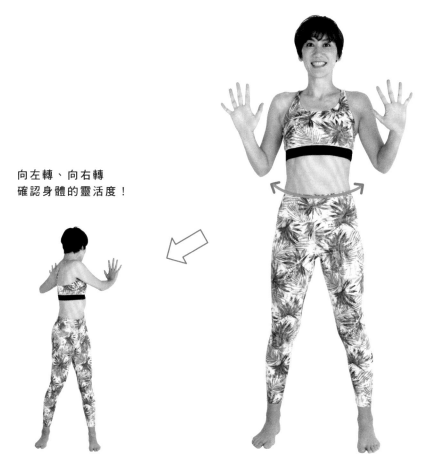

向左轉、向右轉
確認身體的靈活度！

背對著牆壁站直，微微張開雙腳，
讓身體往後轉，同時用雙手扶住牆壁。
此時可試著往右或往左轉，看看往哪邊轉比較不靈活。

CHECK
2

# 左右彎腰

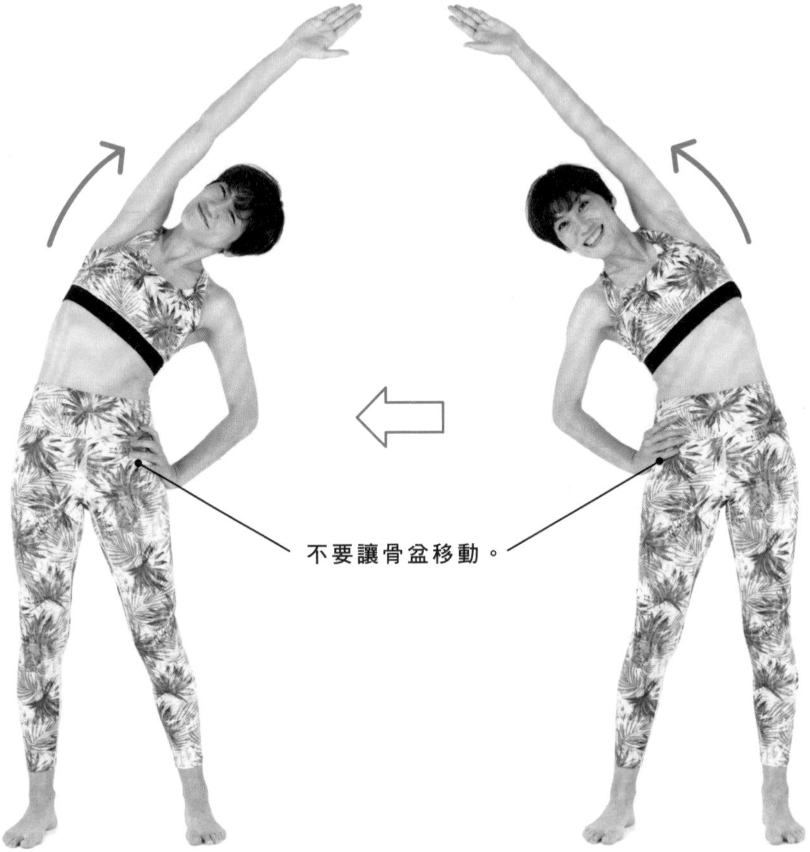


微微張開雙腳站直，手臂往上升，
身體往左右兩邊彎腰，
同時確認往哪邊彎腰比較吃力。

# 伸展身側

## 運動

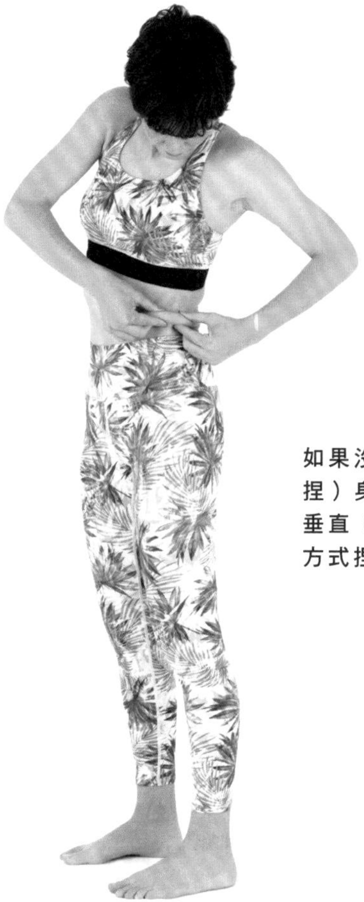

如果沒辦法捏住（上下捏）身體的側邊，改成垂直（左右）挾住肉的方式捏住肉也OK。

① **放鬆側腹，這次從CHECK1、2難以捏住的身體側邊（照片中的左側）開始。身體微微往側邊彎腰，捏住側腹的肉上下晃動。**

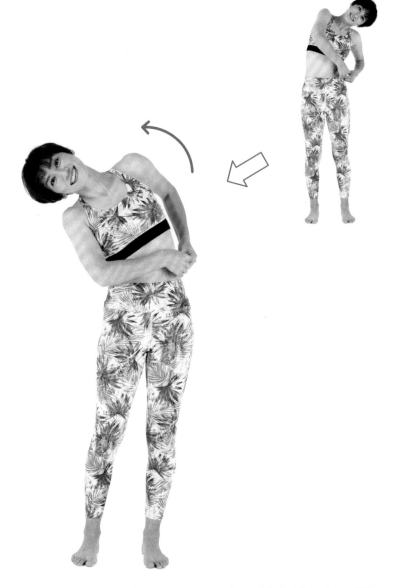

② 依照步驟①的方式捏住肉，讓身體往另一邊彎腰。

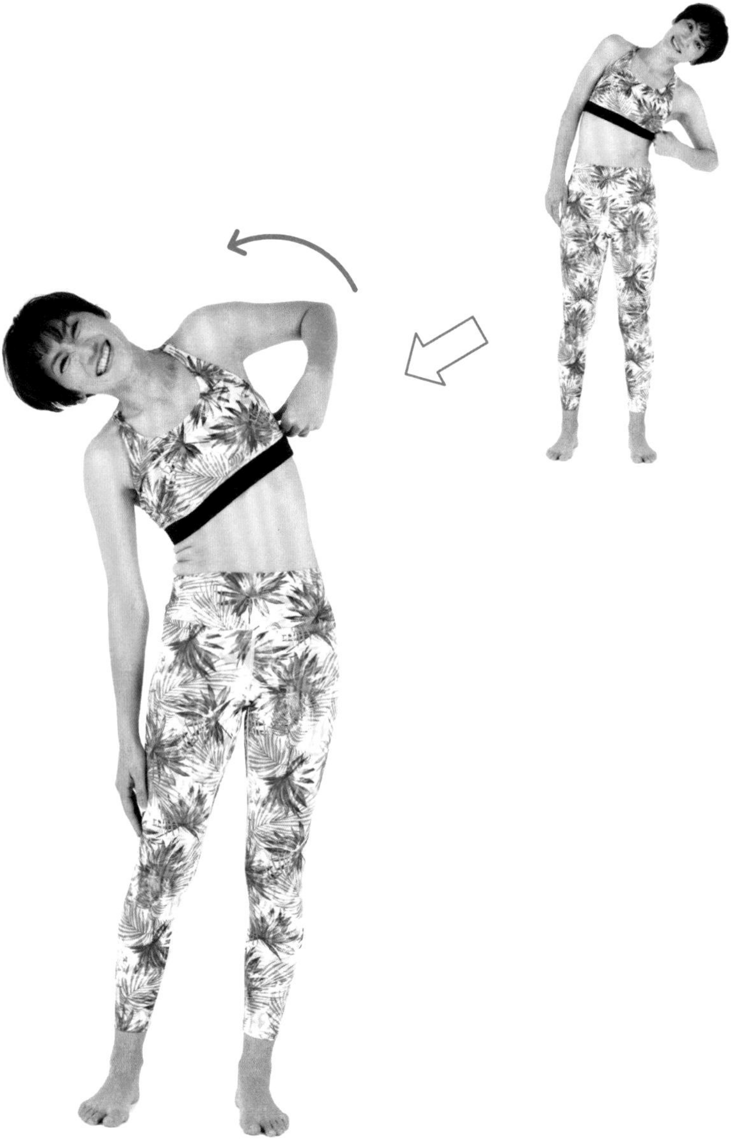

3 放鬆側腹後，接著要放鬆胸部側邊。讓身體微微向左彎腰，捏住胸口側邊的肉，再讓身體往右邊彎腰。

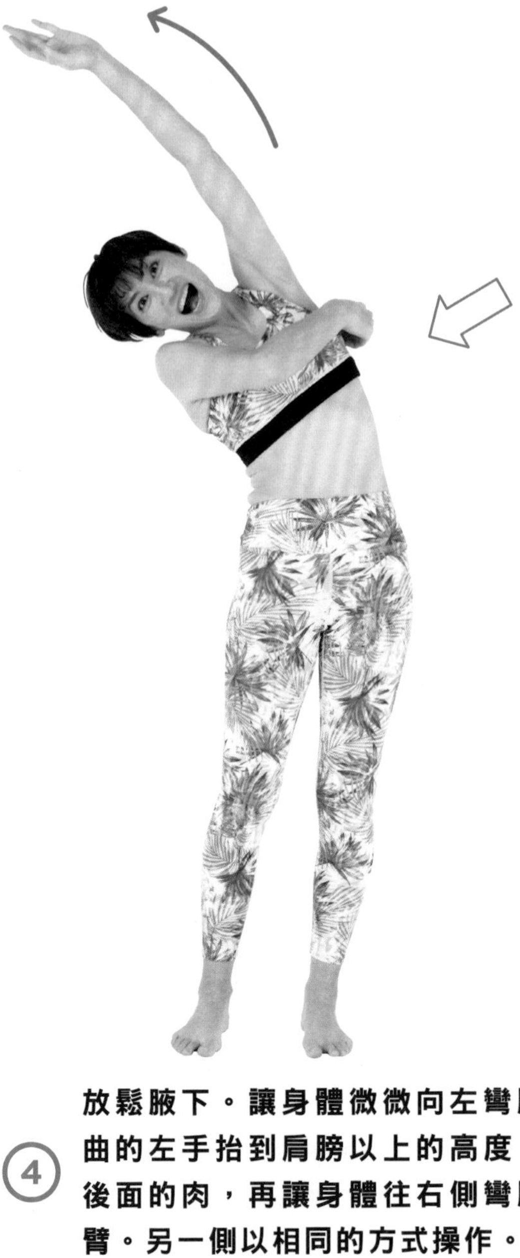

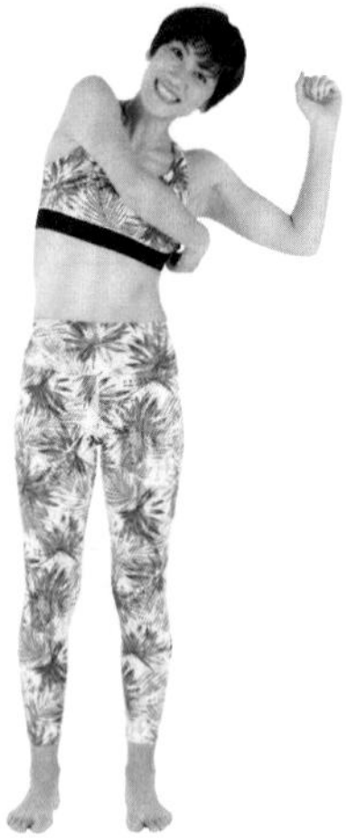

④ 放鬆腋下。讓身體微微向左彎腰，再讓手肘彎曲的左手抬到肩膀以上的高度，接著捏住腋下後面的肉，再讓身體往右側彎腰，同時伸直手臂。另一側以相同的方式操作。

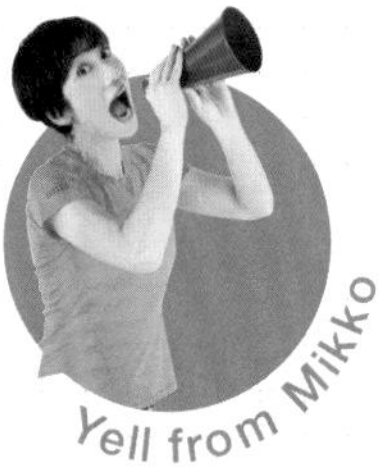
Yell from Mikko

# 放鬆腋下後
# 掰掰袖也消失

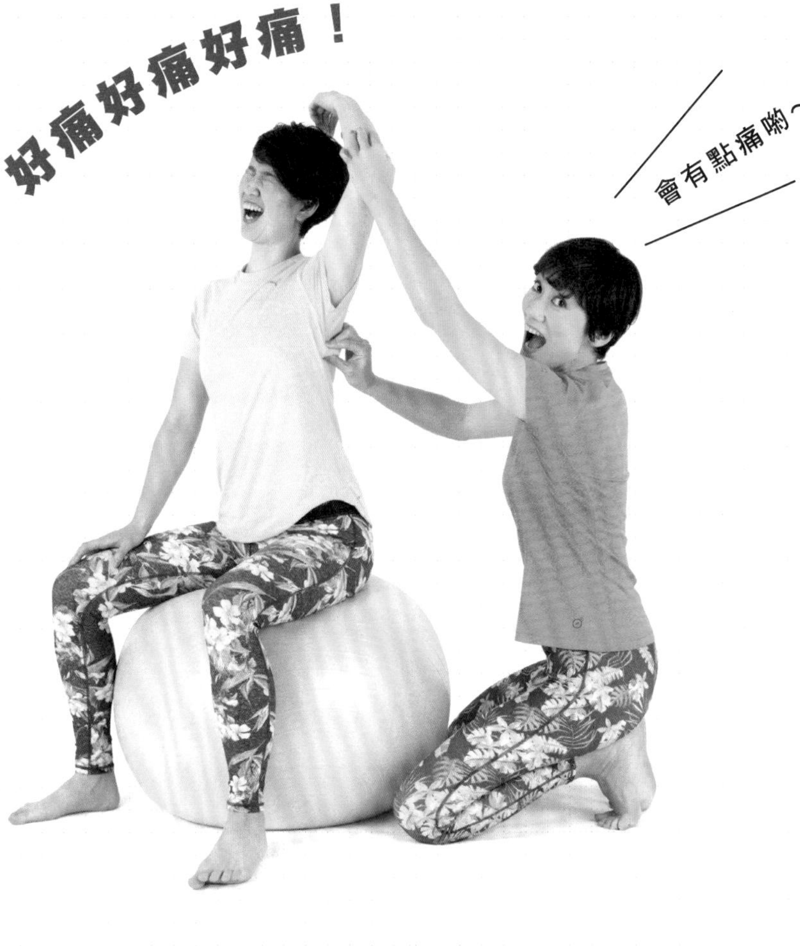
好痛好痛好痛！
會有點痛喲～

**放鬆腋下後，胸部側邊到手臂後側的肌肉**
**都會變得靈活，討人厭的「掰掰袖」會跟著消失，**
**從胸罩擠出來的「副乳」也會跟著消失！**

# 伸展胸部

## 運動

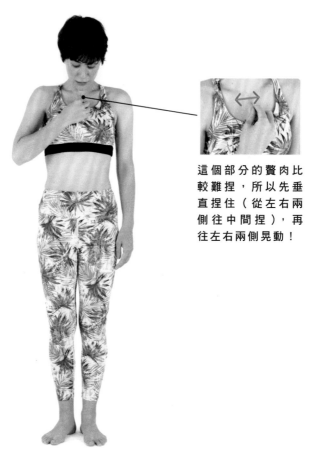

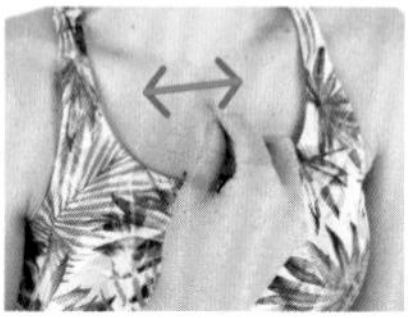

這個部分的贅肉比較難捏，所以先垂直捏住（從左右兩側往中間捏），再往左右兩側晃動！

① 放鬆胸口正中央。肩膀微微前縮，捏住胸骨（胸部正中央的骨頭）偏上的贅肉並左右晃動。可順著胸骨方向調整捏住位置、放鬆贅肉。

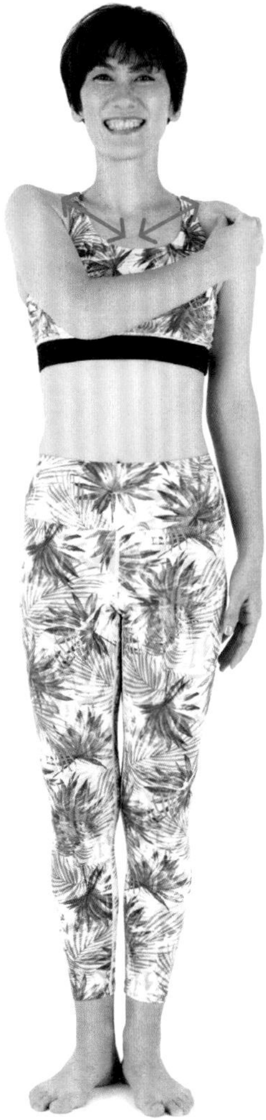

放鬆胸部到肩膀
的大條肌肉。

② 接著一邊調整捏住的位置，一邊讓胸部中央到肩膀的贅肉放鬆。另一側以相同的方式操作。

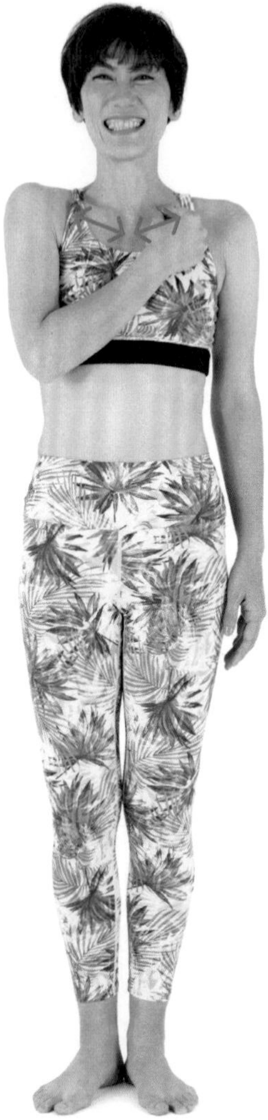

③ 放鬆鎖骨附近的贅肉。順著鎖骨的方向調整捏住的位置，放鬆這一帶的贅肉。另一側以相同的方式操作。

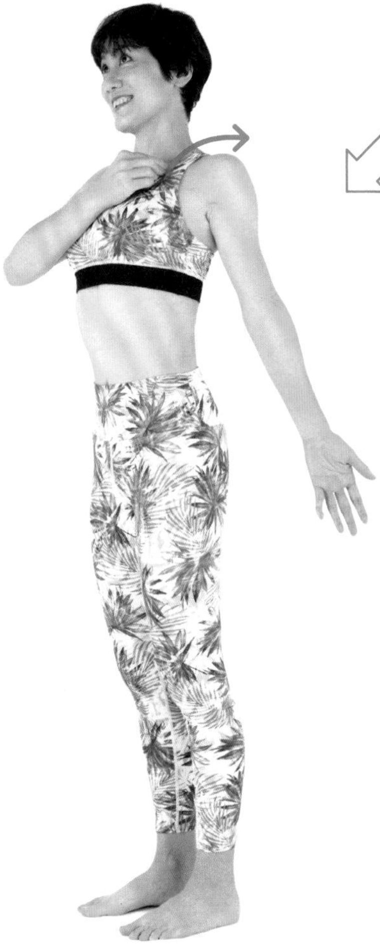

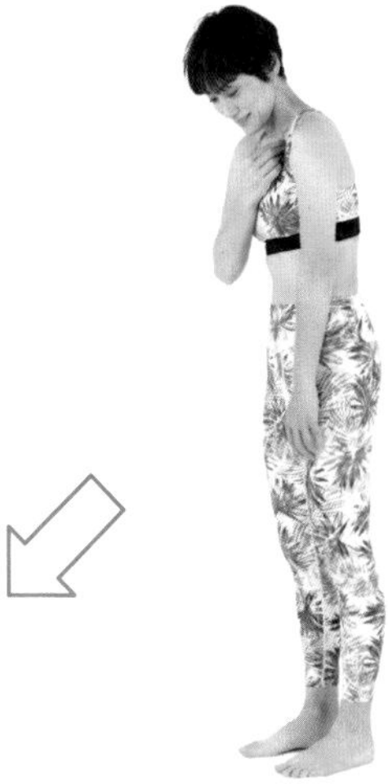

④ 進一步放鬆步驟①～③的部位。肩膀微微前縮，再捏住贅肉，讓肩膀往後延伸。一邊調整捏住位置，一邊放鬆胸部到肩膀的贅肉。

# 胸部～腹部

## 運動

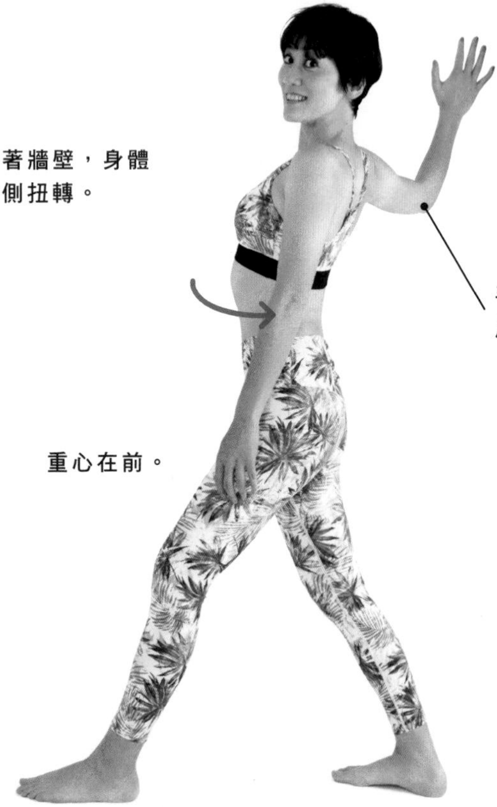
單手扶著牆壁，身體
往另一側扭轉。
手肘彎曲，
肩膀與手肘同高。
重心在前。

① **讓身體側面朝向牆壁，右腳往後跨一步，右手彎曲到手肘與肩膀差不多的高度，右手扶在牆壁上。將重心放在左腳，一邊深呼吸一邊讓身體盡可能往左扭轉。**

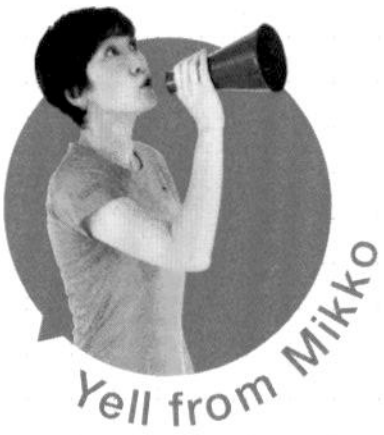
Yell from Mikko

# 讓胸部吸飽空氣 提升伸展效果

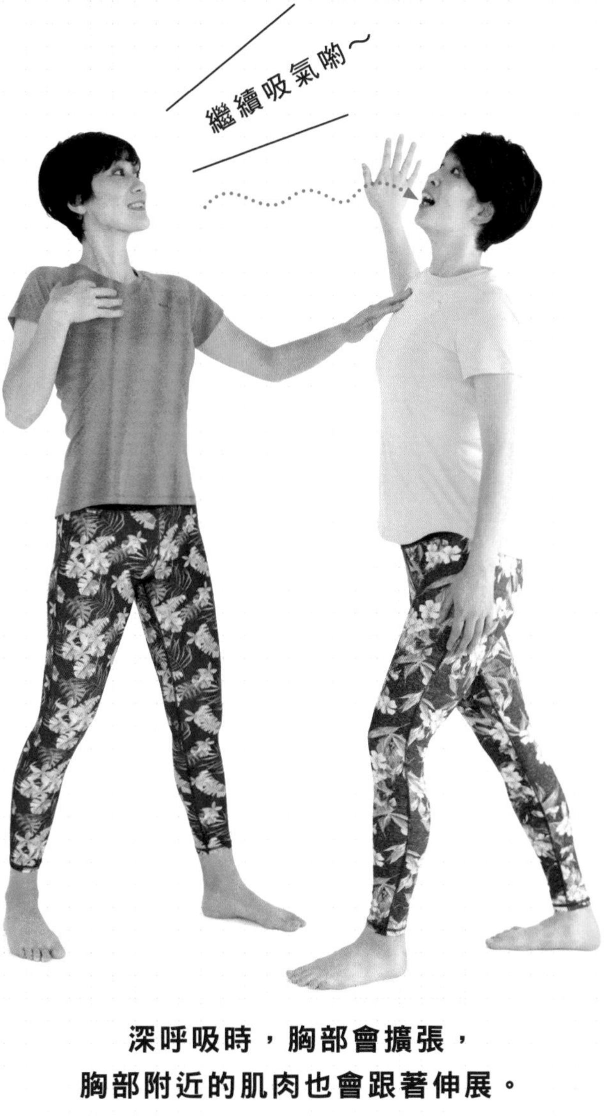
繼續吸氣喲～

**深呼吸時，胸部會擴張，**
**胸部附近的肌肉也會跟著伸展。**

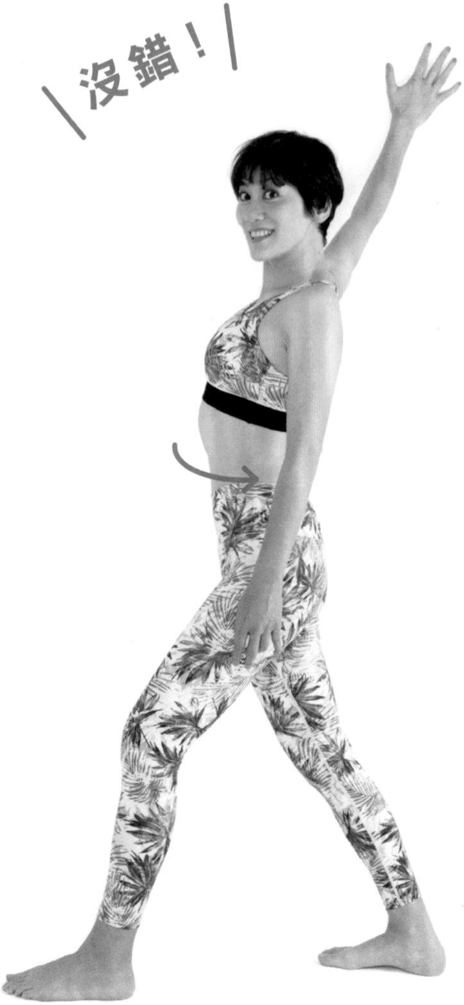


② 維持步驟①的姿勢，同時打直手肘，讓手扶在更高的位置。重心放在左腳，一邊深呼吸一邊讓身體往左側扭轉。另一側以相同的方式放鬆。

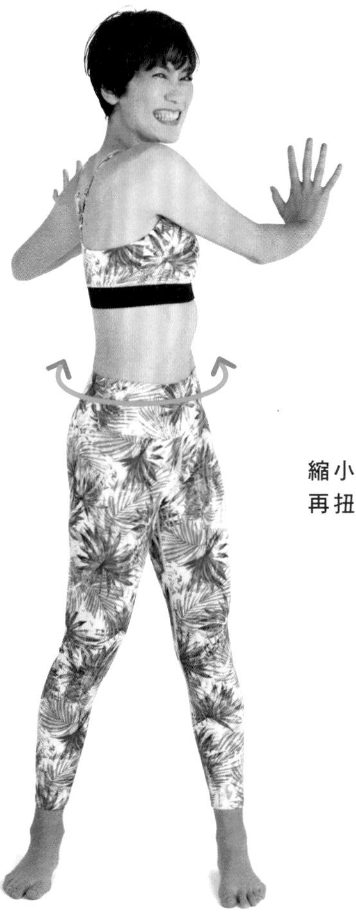
應該會比
一開始更輕鬆！
縮小腹
再扭轉身體。

③ **接著依照CHECK 1的方式站在牆壁前面，然後扭轉身體，同時雙手扶著牆壁。身體輪流往左右扭轉10次（左、右各5次）。**

都伸展開來

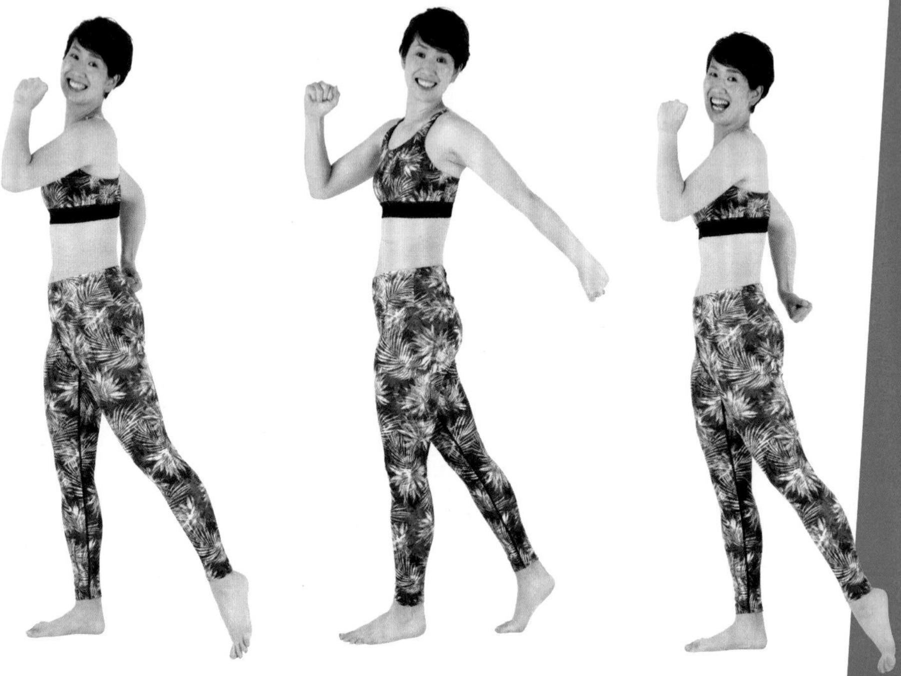

這樣就會

越來越瘦！

# 胸部～腹部

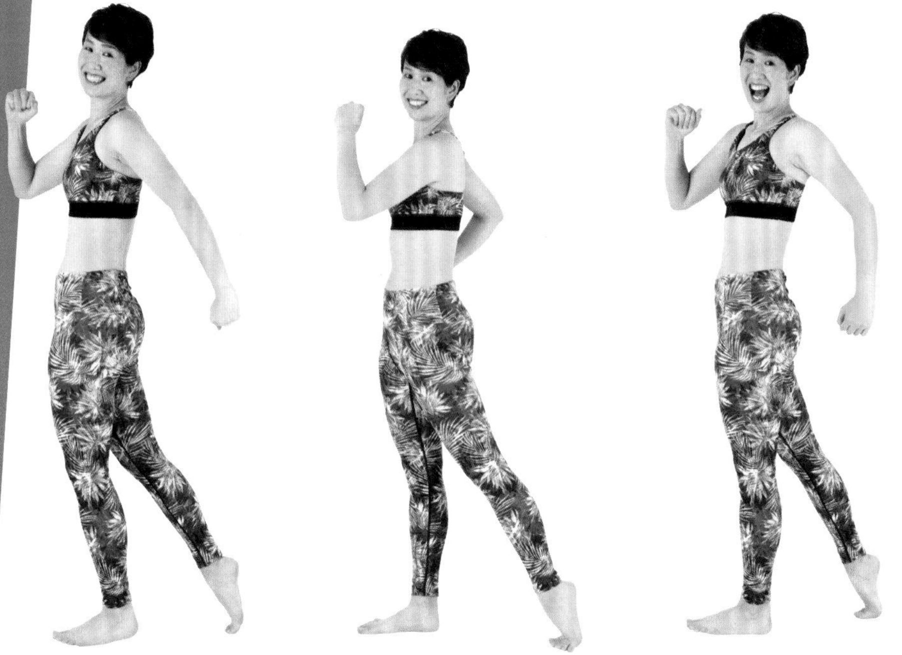

## 光是走路
## 就能讓肚子扭動

COLUMN 1

# 比起甜點 剩菜更適合當點心

利用「又捏又晃」這招與伸展操變身成瘦子後，總是會想再更苗條一點，也有不少人會因此開始控制飲食。

**變成泡芙人的原因之一，就是蛋白質攝取不足。**因為沒從飲食攝取足夠的蛋白質，所以才會想要吃點心。而許多人都會拿甜點當成點心，這些多攝取的醣質會在體內轉換成脂肪，空腹的時候讓血糖值突然上升，這些都是造成肥胖的原因。飲食的基本原則就是盡可能透過正餐攝取蛋白質，連點心也換成蛋白質含量較高的食材最為理想。

有點餓，所以吃巧克力撐過去？這是泡芙人的習慣。身材苗條的人，會選擇富含蛋白質的水煮蛋、優酪、起司當點心，也可以選擇昨天吃剩放在冰箱冷藏的燒肉當點心！

苗條的人都吃富含
蛋白質的食材當點心！

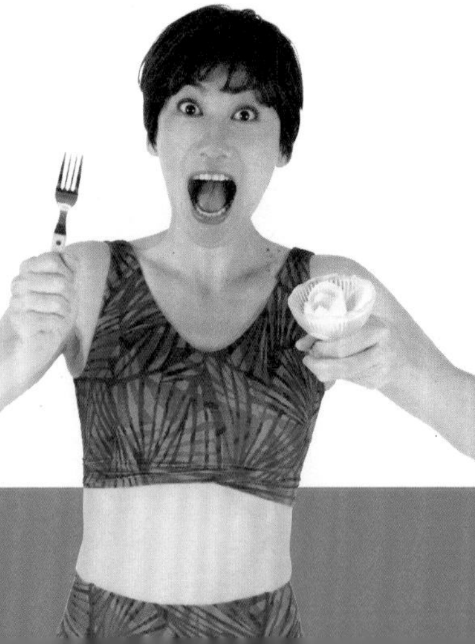

# 第 2 章

## 慢慢地鬆開

# 利用毛巾操打造易瘦體質

# 讓肚子、腰部與臀部放鬆的毛巾操

## 讓僵硬的肌肉變成「可用的肌肉」

假設肌肉過於緊繃，等於穿著毫無彈性的緊身衣，再怎麼用力伸展，也沒辦法讓肌肉鬆開。無法使用這些肌肉，就無法消耗熱量，脂肪也會越堆越多。如果想要阻止這種悲劇發生，就要讓肌肉鬆開來！希望大家都能找回「靈活可用」的肌肉。

CHECK 這個部分！

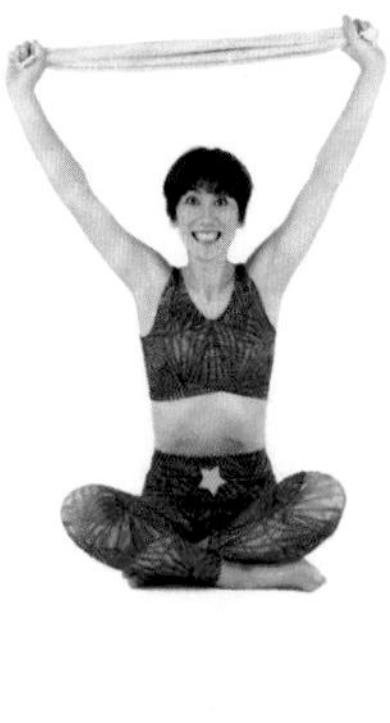

CHECK

# 1

# 傾倒膝蓋

確認膝蓋往左或往右倒，
哪側比較困難或是僵硬。

肩膀要
一直貼在地面。

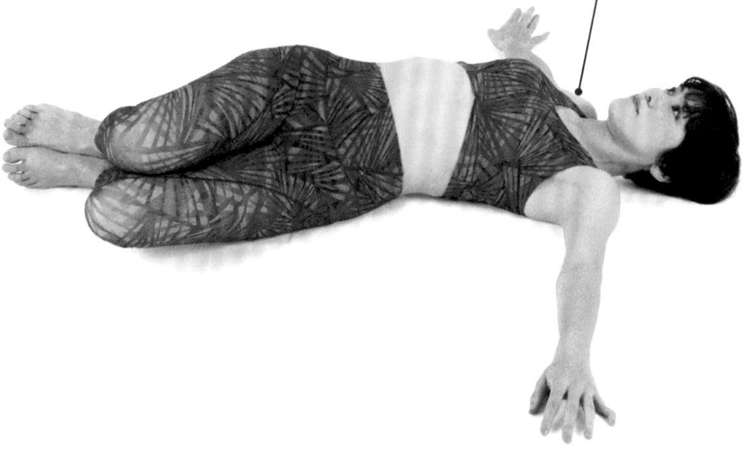

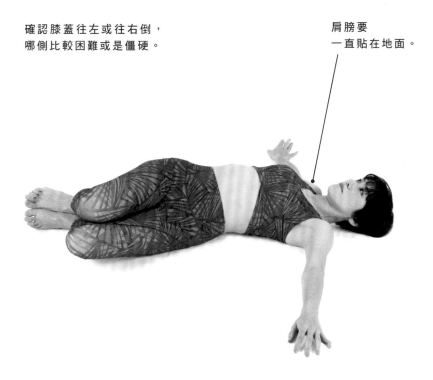

躺下來，讓膝蓋立起來，
兩隻手臂往左右兩側攤開。
膝蓋靠攏，腳往左側或右側傾倒。
要注意的是，肩膀不要離開地面。

CHECK

# 2

## 抱膝

確認往左或是
往右伸展時，
哪邊比較僵硬。

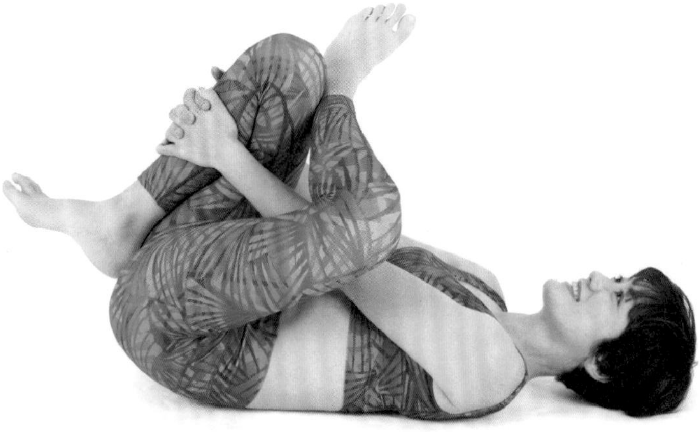

仰躺，彎曲膝蓋，將左腳腳踝放在右腳膝蓋上，
接著讓左手從左腳縫隙伸過去，
將右腳膝蓋往胸口抱緊。另一側以相同的方式操作。

# 放鬆側腹～腰部

運動

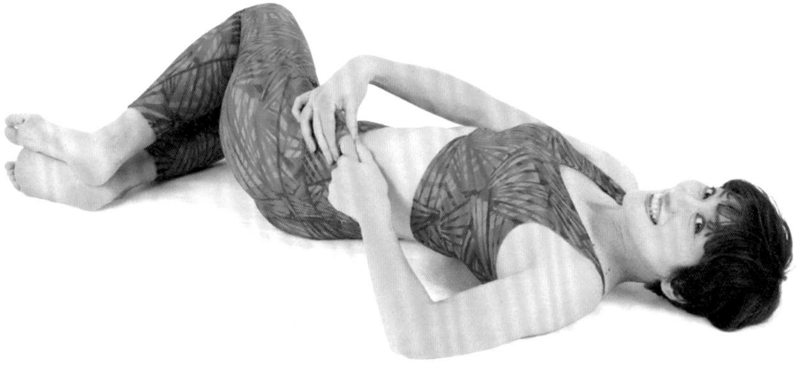

① 放鬆側腹的肌肉。仰躺，讓膝蓋立起來，靠攏膝蓋，接著讓腳往CHECK1、2比較僵硬的方向傾倒，再捏住側腹的肉搖晃。另一側以相同的方式操作。

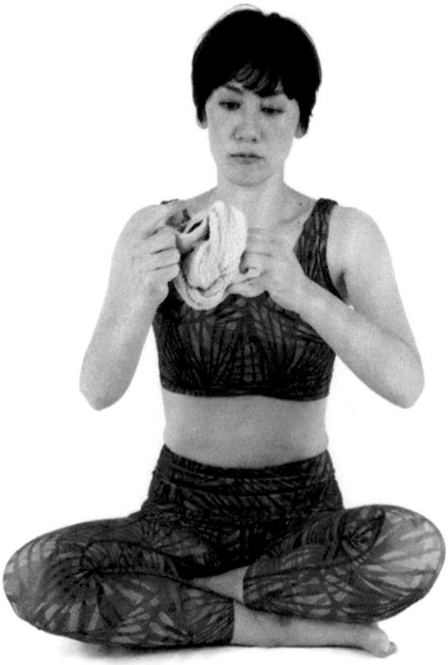

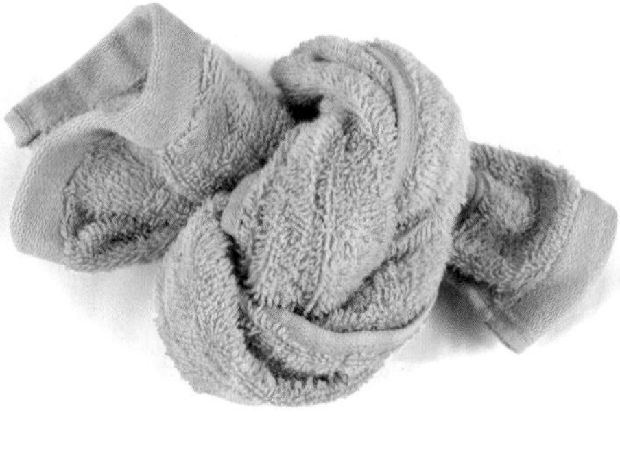

② 將毛巾打2個結。

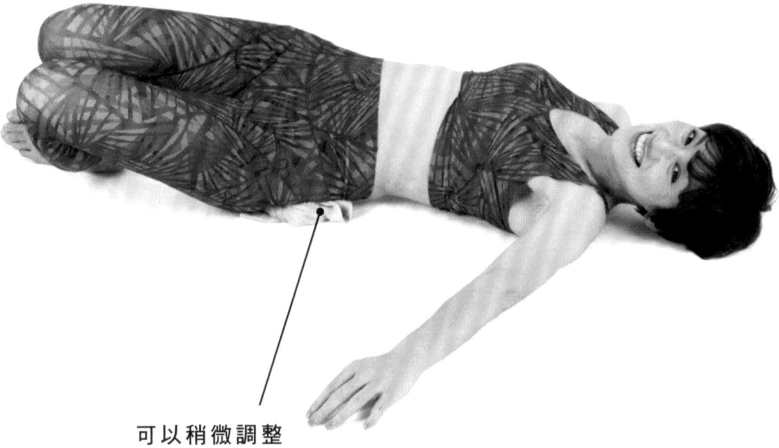
以「又痛又舒服」的感覺，讓整個體重壓在毛巾上面。
可以稍微調整毛巾的位置。

**③ 將步驟②的毛巾放在CHECK1、2比較僵硬的那側臀部（照片中的左側），再讓膝蓋往毛巾的方向傾倒，感覺就像是將體重壓在毛巾上面。**

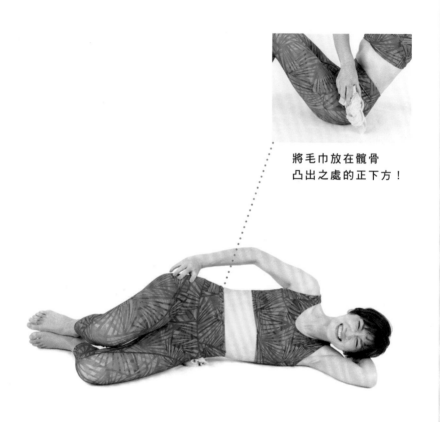

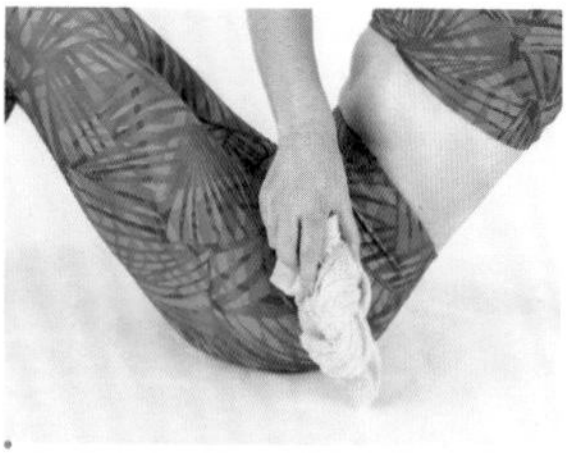

將毛巾放在髖骨
凸出之處的正下方！

④ **將毛巾墊在髖骨正下方，再以步驟③伸展。這是很常變得僵硬的部位，所以盡可能讓毛巾的結頂住這個部位。**

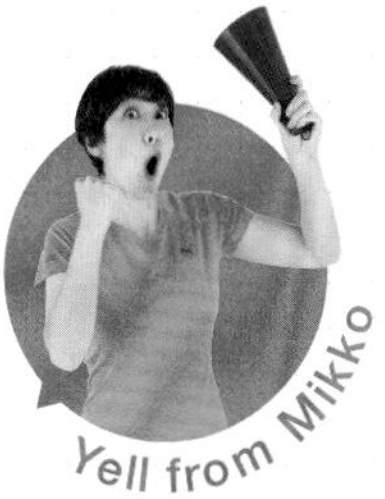


# 毛巾的方向會造成不同的疼痛！

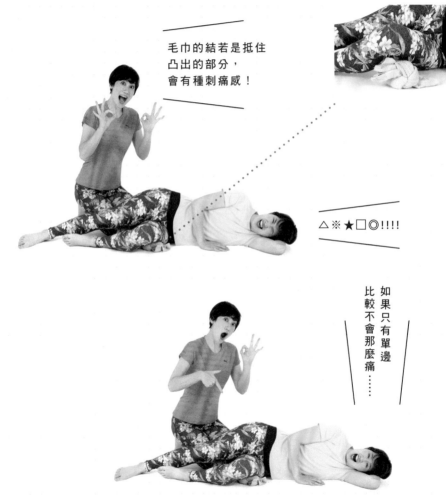

毛巾的結若是抵住
凸出的部分，
會有種刺痛感！

△※★□◎!!!!

如果只有單邊
比較不會那麼痛……

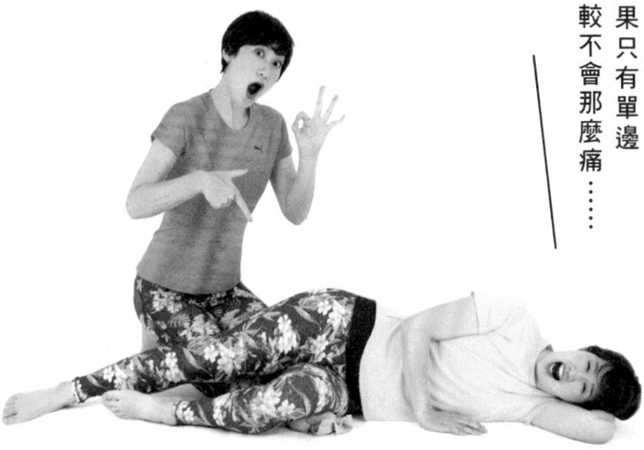

**一開始可將毛巾稍微平面的部分朝上，**
**然後從單腳開始操作。**

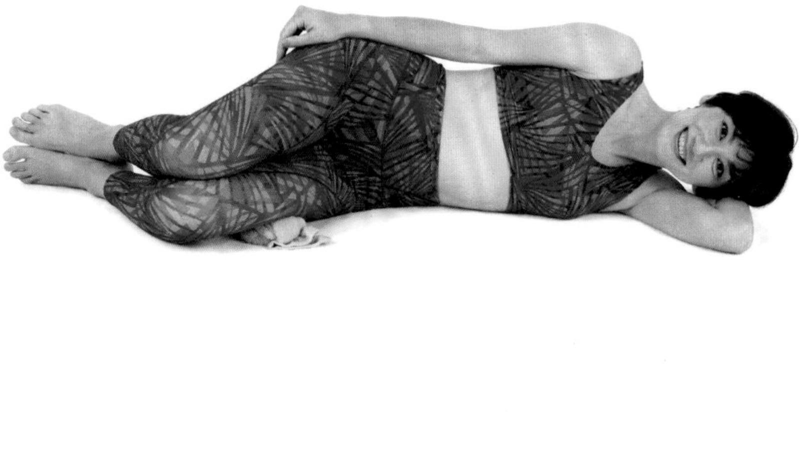

⑤ 一邊調整毛巾的位置，一邊依照步驟③～④伸展大腿側面的肌肉。持續執行步驟③～⑤，另一側以相同方式操作。

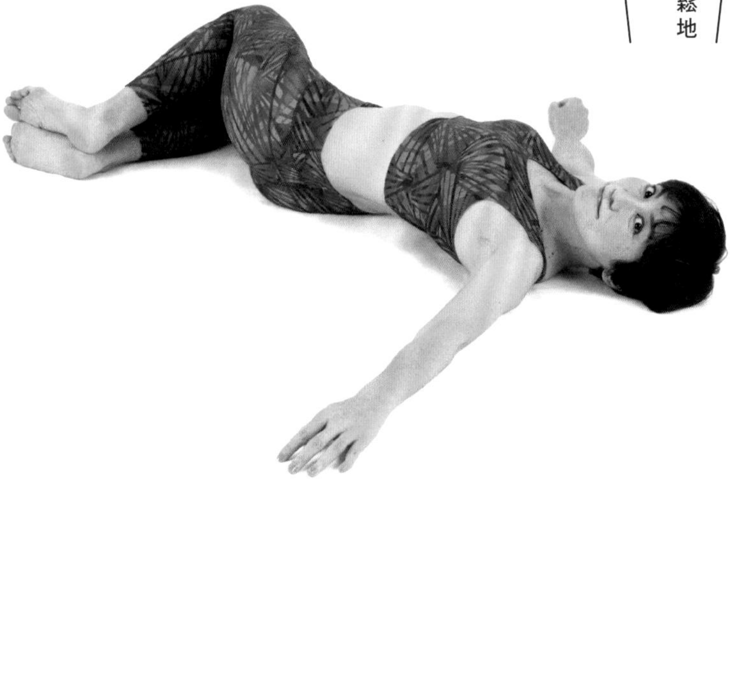
比一開始更能輕鬆地
讓膝蓋倒下來！

⑥ 依照CHECK 1的步驟躺下來，膝蓋立起來，並讓膝蓋併攏，接著讓腳往左側或右側傾倒。感受一下，是不是比一開始更輕鬆。

臀部到大腿後側都能輕易伸展喲！

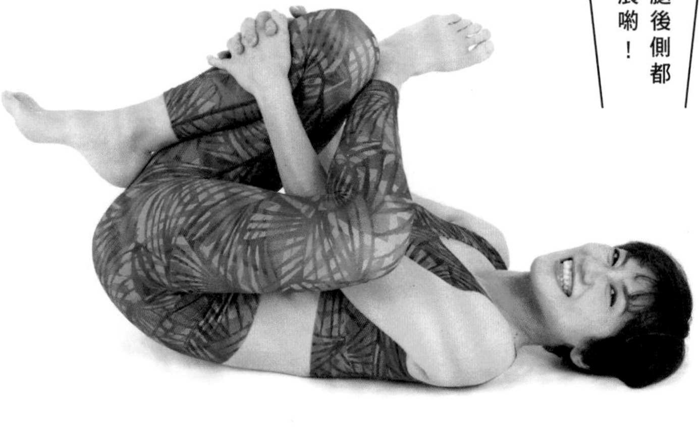

⑦ 與CHECK 2一樣，仰躺，彎曲膝蓋，將左腳腳踝放在右腳膝蓋上，接著讓左手從左腳縫隙伸過去，將右腳膝蓋往胸口抱緊。維持這個姿勢一陣子，確認是不是比一開始的時候更輕鬆。另一側以相同的方式操作。

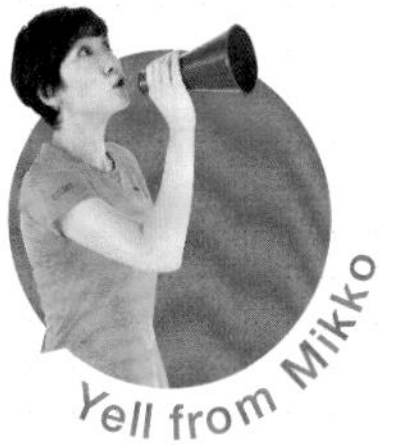


# 「抱住膝蓋」很痛苦的話……

**膝蓋很痛的人可以稍微調整姿勢！**

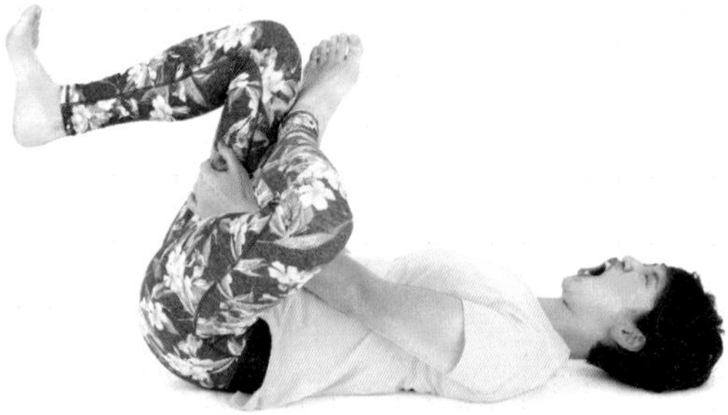

不要抱住膝蓋，改成抱住大腿。

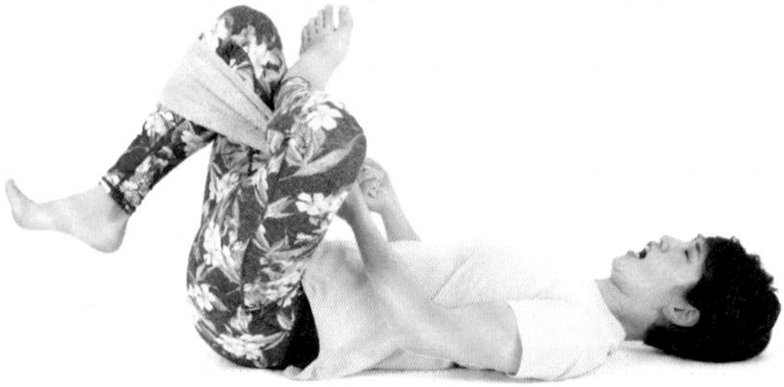

利用毛巾拉住膝蓋。

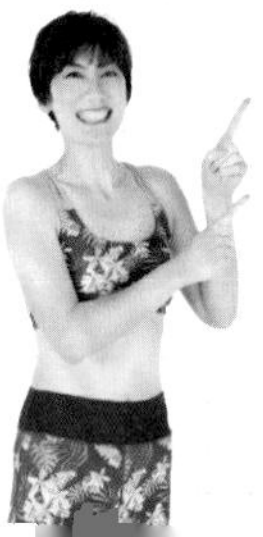

改成比較不吃力的方式操作！

# 臀部～髖關節的毛巾操

## 放鬆髖關節
## 肚子的肌肉也會跟著動起來

肚子到腰部的肌肉若是太過僵硬，連接骨盆與腳部的髖關節通常也會變得僵硬，髖關節一帶的肌肉就會越來越不靈活，連帶出現骨盆前傾與駝背的問題，脂肪也會越囤越多，姿勢更會走樣，最終變成「泡芙人」！如果不想變成這樣，就要讓臀部到髖關節這一帶的肌肉好好伸展。

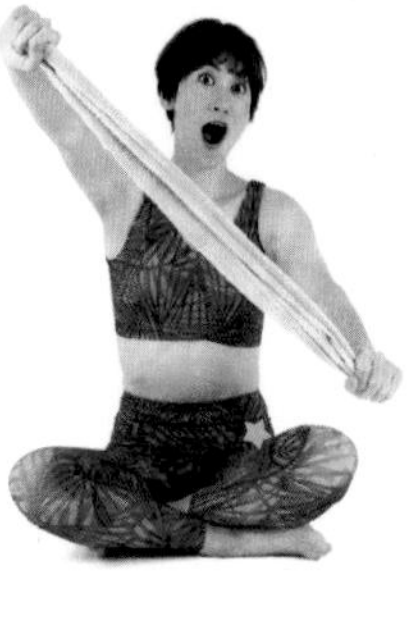

CHECK

1

# 旋轉腳部

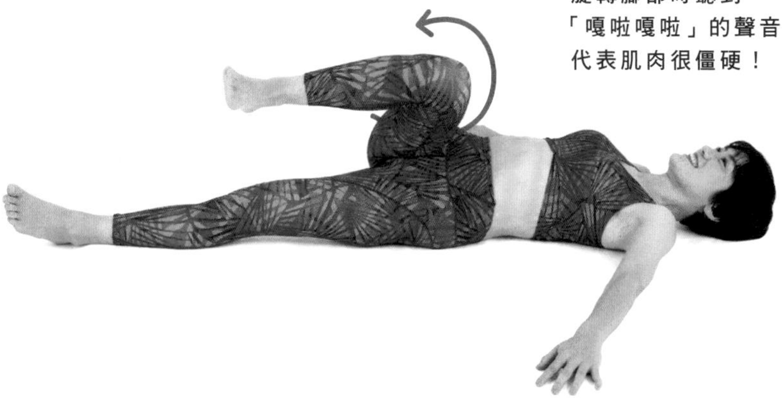

旋轉腳部時聽到「嘎啦嘎啦」的聲音，代表肌肉很僵硬！

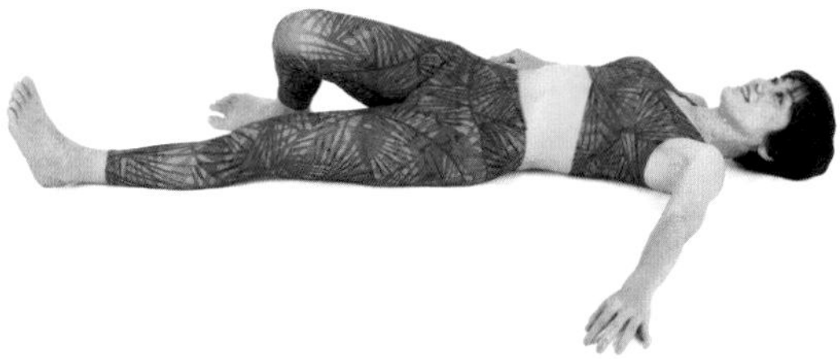

如果腰部或髖關節會痛，可讓腳踝貼在地面再旋轉腳部。

**仰躺，抬起右腳，彎起膝蓋，**
**盡可能地讓髖關節大幅度旋轉。另一側以相同的方式操作，**
**確認哪隻腳比較不容易旋轉或是比較疼痛。**

# 伸展臀部～髖關節

## 運動

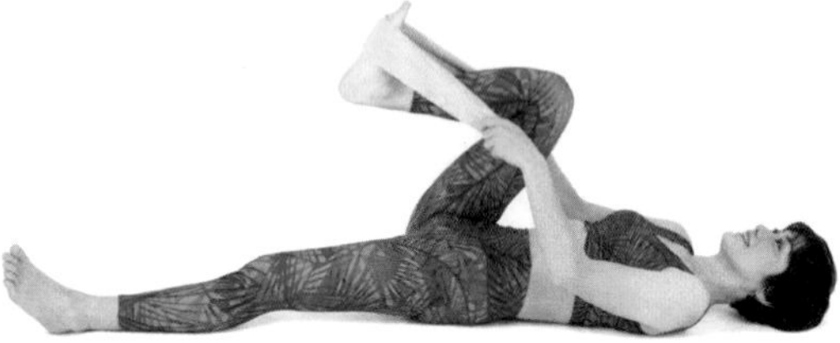

如果伸直膝蓋會痛，
可使用大毛巾或是較
長的繩子輔助。

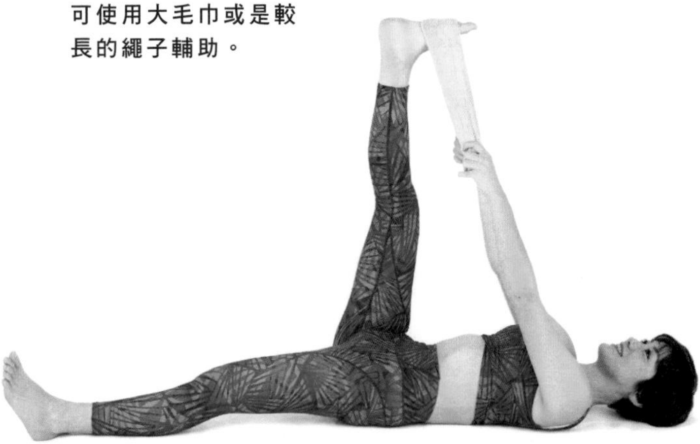

① 仰躺，彎起右腳，將毛巾套在腳趾根部。
膝蓋打直，以不會痛的方式伸展。

膝蓋稍微彎曲也沒關係。
讓大腿後側的
肌肉伸展。

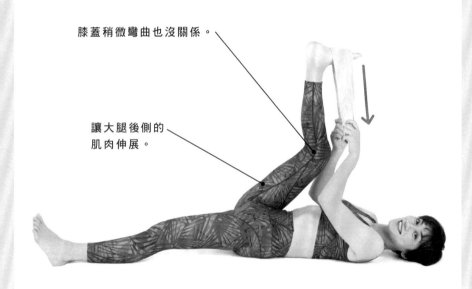

② 放鬆髖關節與腳踝，一邊吐氣、一邊用力拉毛巾，將大腿往胸口拉。

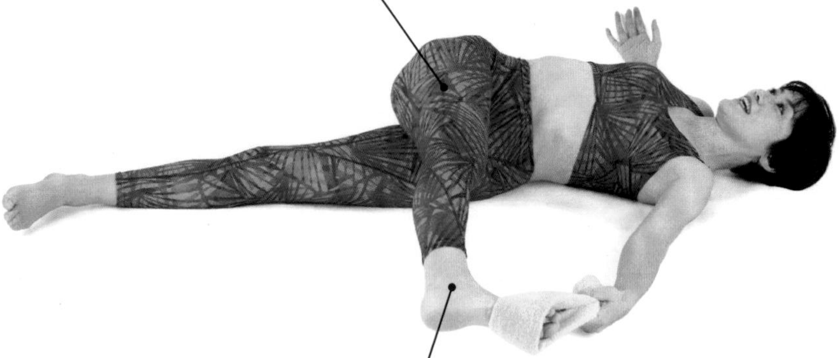
伸展右腳外側。
讓腳踝往身體的方向彎曲，
效果會更明顯！

③ **用左手拉住毛巾，讓腳慢慢地往左側傾倒。盡可能膝蓋打直，同時深呼吸。**

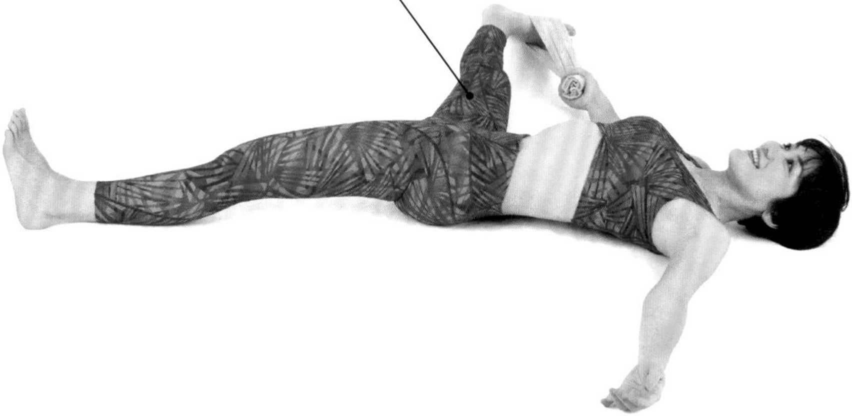


④ 接著用右手拉住毛巾，讓右腳緩緩地往右側傾倒。盡可能膝蓋打直，同時深呼吸。持續執行步驟①～④，另一側以相同的方式操作。

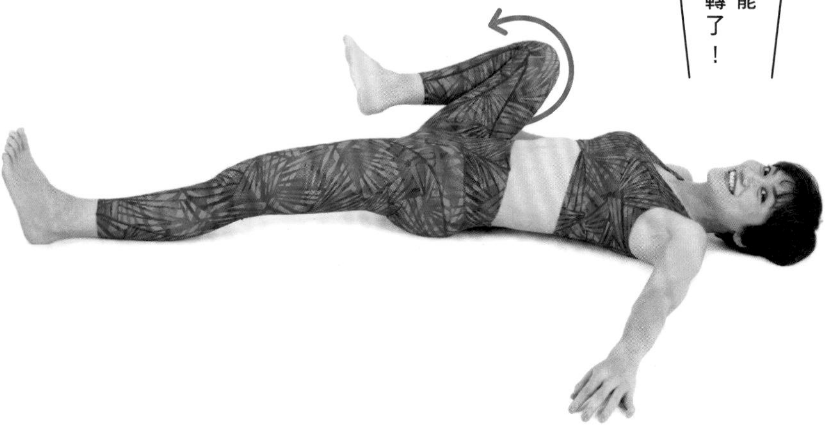
比剛剛更能
大幅度旋轉了！

5

依照CHECK 1的方式，仰躺，讓右腳～髖關節盡可能地大幅旋轉，另一側以相同的方式操作，看看右腳～髖關節一帶的肌肉，是不是比一開始更靈活。

髖關節～臀部一帶的肌肉拉開後，肚子就更容易縮進去！

腳尖朝上！

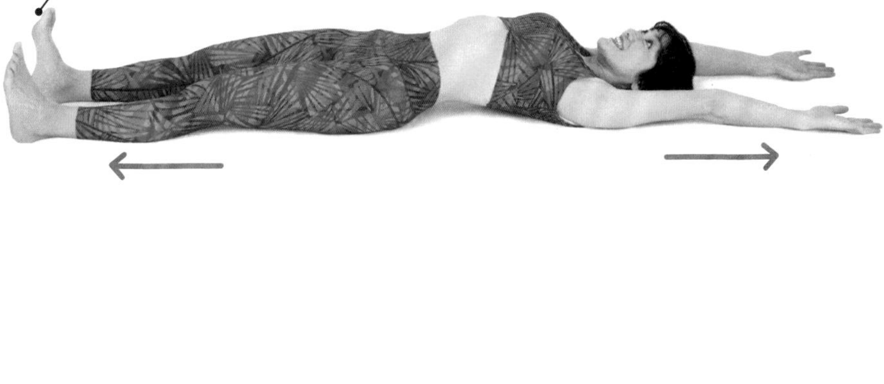

**⑥ 仰躺後伸直雙腳，同時讓雙手往頭頂延伸。這個讓身體放鬆，同時往上下延伸的步驟可多重複幾次。**

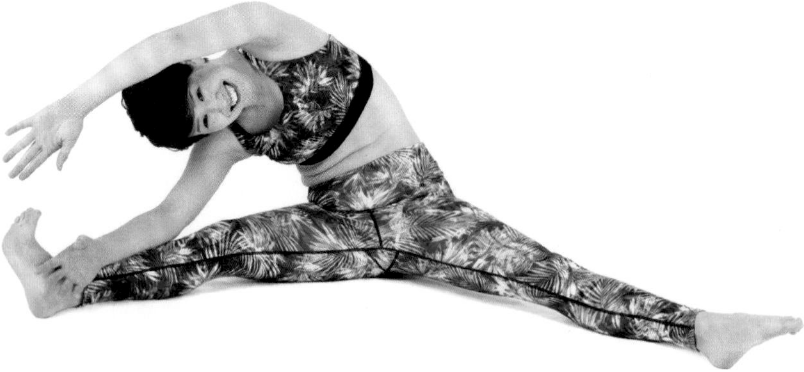

# 伸展肌肉時，不要與肌肉對抗！

讓身體放鬆後……

趁著肌肉鬆懈時，

慢慢地拉開肌肉！

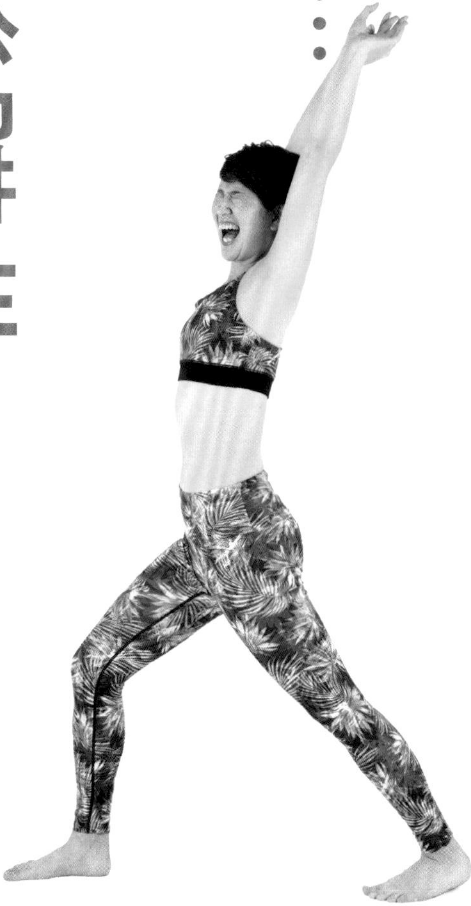

COLUMN 2

# 對「做不到的自己」施展魔法般的話語

明明每天都下定決心，一定會透過「又捏又晃」這招，讓自己成為苗條的人，卻還是偷懶或是吃太多……讓人不禁責備自己，要求自己再努力一點。遇到這種情況時，有句彷彿有魔力般的話語非常實用。

那就是……**「光是有想到這件事就很棒了」。**

想要成功減重，當然要「採取行動」，而採取行動的原動力就是「想到這件事」。想到「要變瘦」這件事非常重要，就算沒有真的採取行動，只要有意識到「要變瘦」就已經及格了。請在心中告訴自己「光是有想到這件事就很棒了」，不要再責備自己。

當你對自己說出這句有魔法般的話語，心情就會變得輕鬆，而當心情變得輕鬆，就能採取行動，身體就會跟著變得輕盈！光有想法不會成功吧？請不要對自己這麼嚴苛，只要從做得到的事情開始做就沒問題，試著認同想要進行挑戰的自己吧。

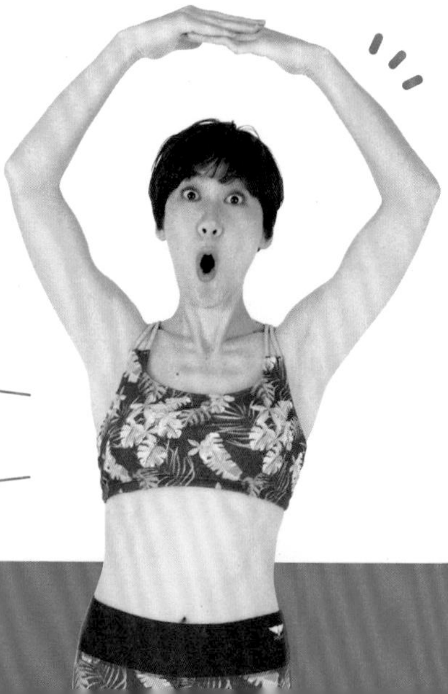

光是有想要瘦下來的念頭就很棒喲！

# 第 3 章

不用勉強自己伸展

# 利用伸展操讓姿勢變端正！

# 伸展的基本知識

**利用「又捏又晃」以及「毛巾操」鬆開肌肉後，**
**透過掌握小祕訣伸展全身。**

### 祕訣①
### 不用太勉強，不用太出力

不要讓肌肉一邊顫抖、
一邊勉強自己維持姿勢。
太過出力只會讓肌肉變僵硬，
反而沒辦法讓肌肉伸展開來。

### 祕訣②
### 將注意力放在伸展的部位

明明正在讓臀部的肌肉鬆開，
怎麼痛的是腰……？
做伸展操時，
要有意識地感受
「要伸展的是哪個部位」。

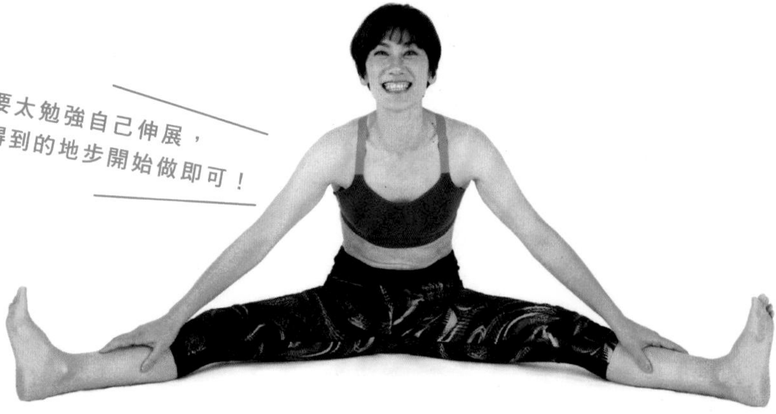

不需要太勉強自己伸展，
從做得到的地步開始做即可！

### 祕訣③
### 一邊吐氣、一邊放鬆

肌肉會在吐氣的時候放鬆，
注意姿勢是否正確，
同時緩緩地吐氣，
就能透過身體本身的重量，
讓肌肉自然地伸展。

### 祕訣④
### 伸展時間以5次深呼吸為主

如果肌肉已經完全伸展，
就繼續維持姿勢，
直到「深呼吸5次」為止。
此時只需要放鬆身體，
靜靜地等待肌肉慢慢地鬆開。

依循右頁的祕訣①～④，
做出正確的動作，
同時讓身體放鬆。

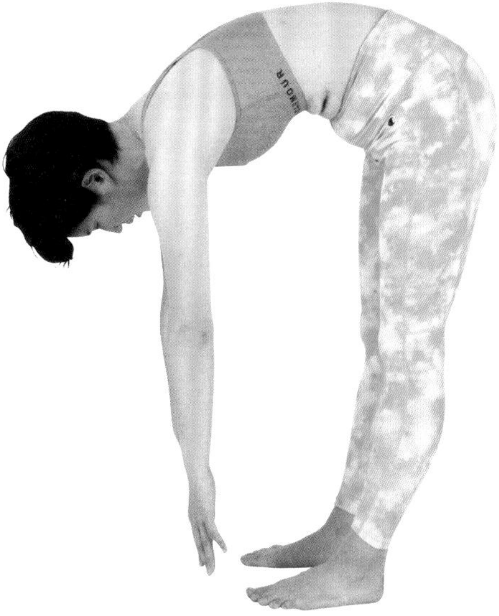

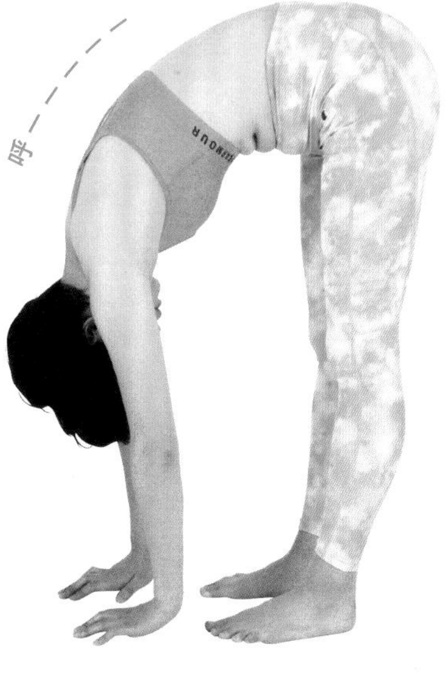


慢慢地吐氣，
利用身體的重量
讓肌肉自然伸展。

# 改善骨盆前傾的伸展操

## 骨盆前傾
## 導致肚子往前凸出

骨盆前傾的問題不在於腰部，而是髖關節。當髖關節太過僵硬，骨盆就會前傾，而我們為了拉起上半身，腰部就會往後仰，肚子當然就會因此往前凸！如果一直保持這個姿勢，大腿前側的肌肉就會繃緊，骨盆也就更容易前傾。若想變得苗條，就要試著放鬆髖關節到大腿前側的肌肉。

CHECK
這個部分！

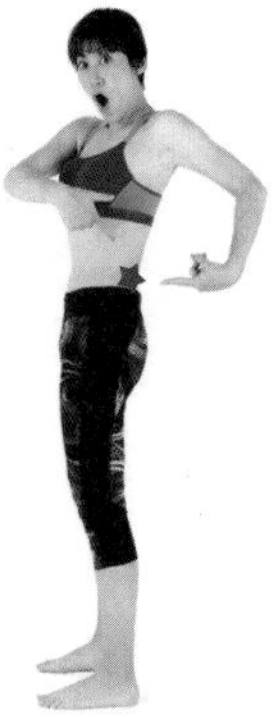

CHECK

1

# 檢查腰部的縫隙

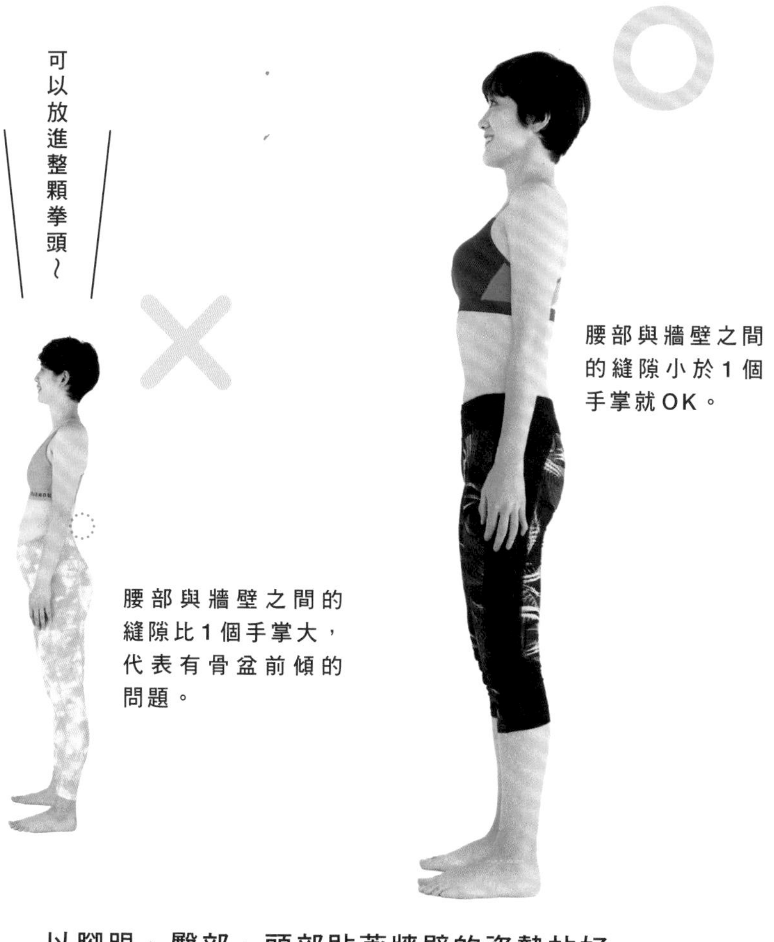
可以放進整顆拳頭～
腰部與牆壁之間的縫隙比1個手掌大，代表有骨盆前傾的問題。
腰部與牆壁之間的縫隙小於1個手掌就OK。

**以腳跟、臀部、頭部貼著牆壁的姿勢站好，**
**將手放到腰部後面。**

CHECK

# 2

## 抱住膝蓋

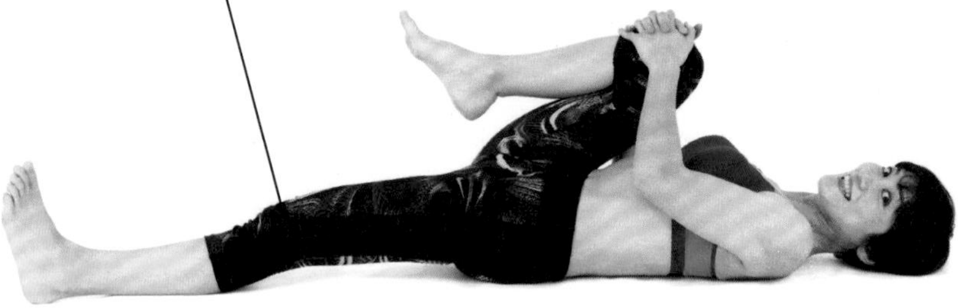
髖關節太過僵硬、骨
盆前傾的人，打直的
腳也會跟著抬起來。

仰躺，彎起右腳，將膝蓋往胸口抱住。
確認左腳膝蓋有沒有跟著浮起來。
另一側以相同的方式操作。

CHECK 3

# 捏住腰部

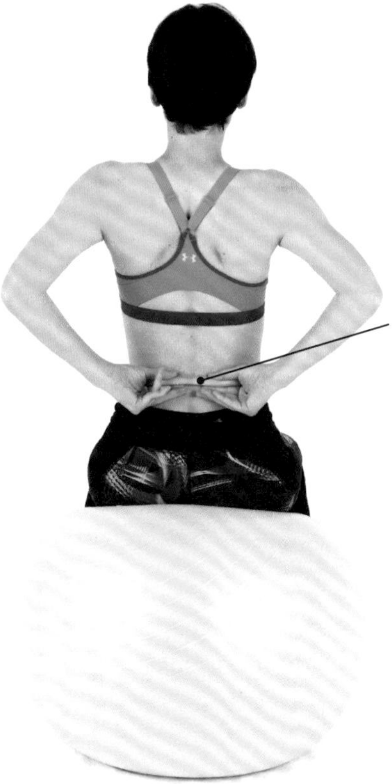

平時骨盆前傾又很用力的人，腰部的肌肉很容易變得僵硬。

坐在椅子上，腰部挺直，
接著捏捏看腰部的肉，看看能不能捏得起來。

# 伸展髖關節

## 運動

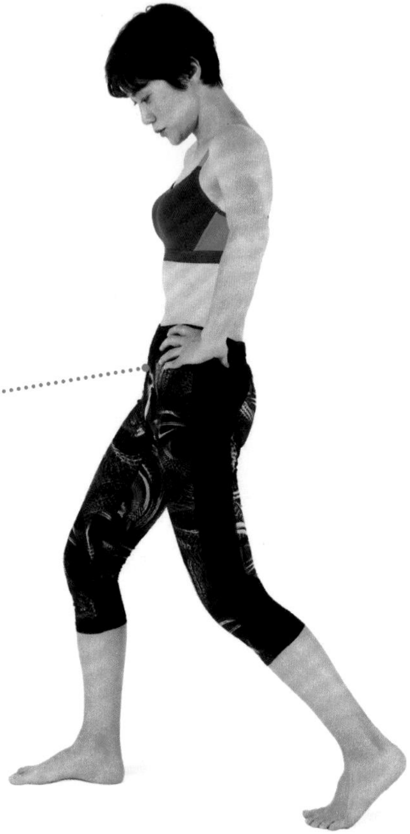
褲子朝上！
腳踝可以
離開地面。

**一隻腳往後退一步，**
**讓骨盆立起來，像是褲子朝上的感覺。**
**在大腿根部打直的狀態下緩緩呼吸。**
**另一側以相同的方式操作。**

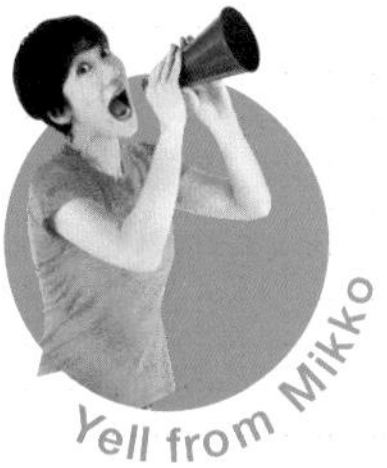


# 伸展髖關節時
# 要注意褲子的方向

骨盆立起來之後……

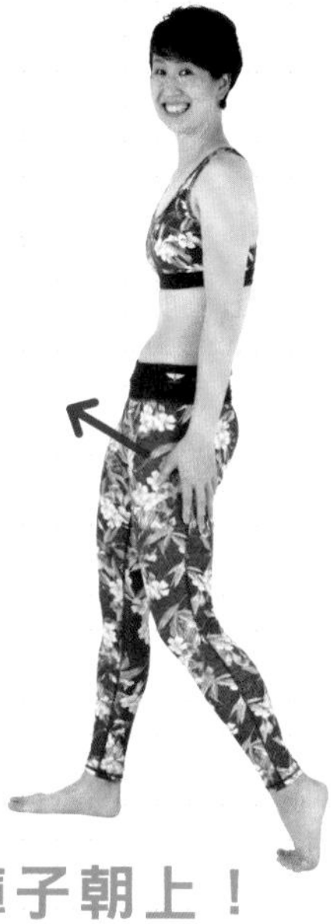

**褲子朝上！**

大腿的根部會打直。

雖然讓腳往後退了一步……

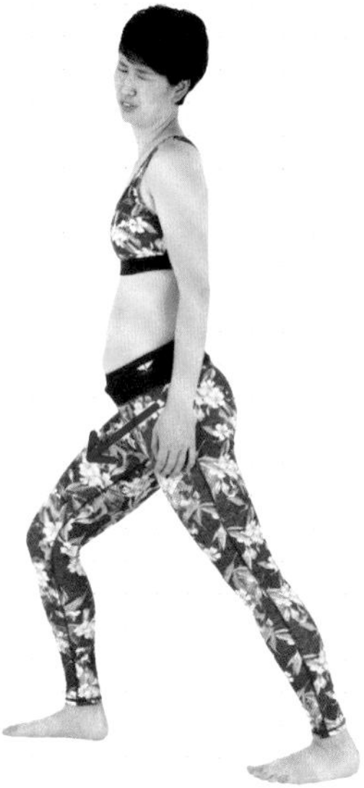

**褲子朝下！**

大腿根部沒有打直。

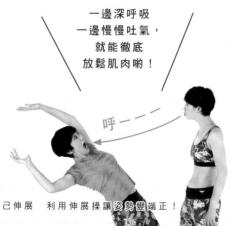

一邊深呼吸
一邊慢慢吐氣，
就能徹底
放鬆肌肉喲！

# 伸展大腿前側

## 運動

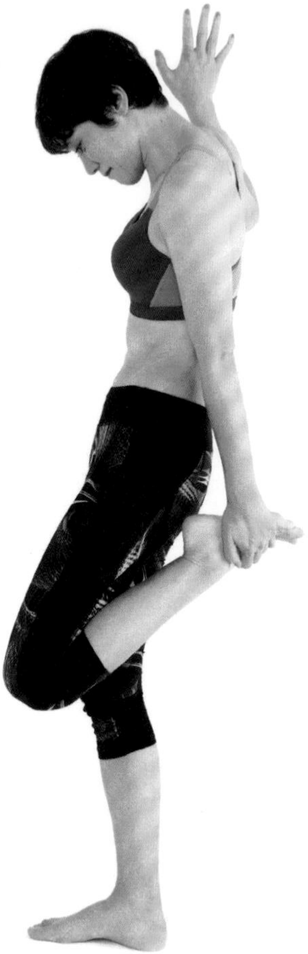

①側身站在牆壁前面，右手扶著牆壁。接著背部微微拱起，左腳彎起來並往前抬，再用左手抓住腳。

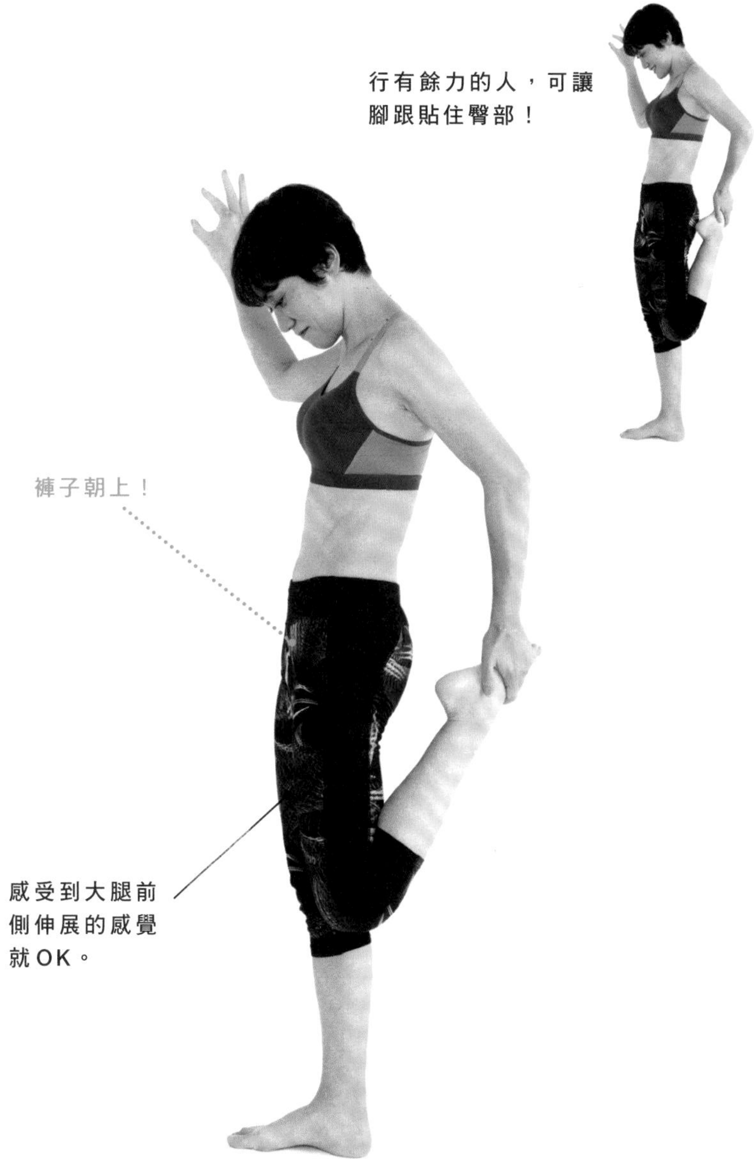
行有餘力的人，可讓
腳跟貼住臀部！
褲子朝上！
感受到大腿前
側伸展的感覺
就OK。

**② 骨盆立起來，有「褲子朝上」的感覺即可。**
**背部微微拱起，盡可能將左腳往後拉。**
**另一側以相同的方式操作。**

# 放鬆腰部

運動

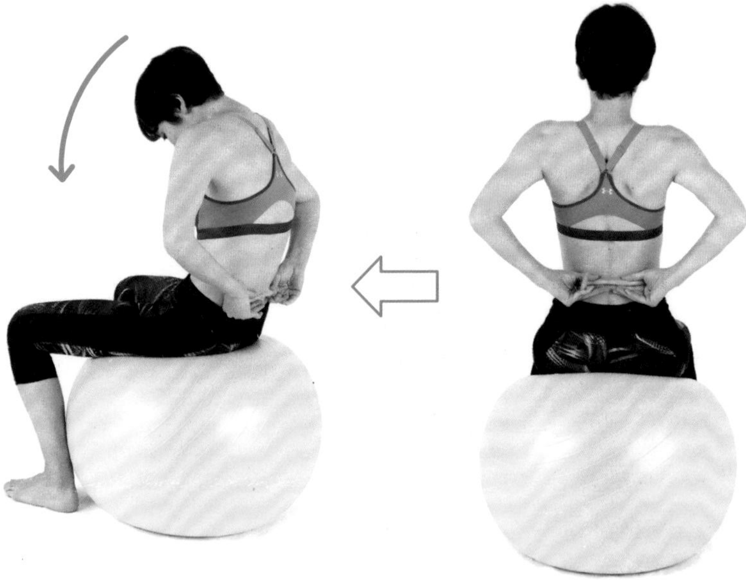

找張椅子坐下來，背部稍微往後仰，捏住腰部的贅肉上下搖晃。接著微微彎腰，捏住肚子的肉，讓背拱起來同時挺直腰部。

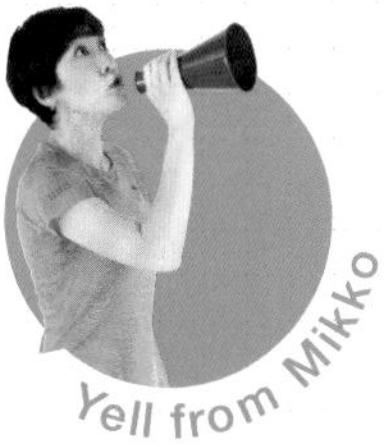


# 不要放棄捏住肚子的肉

不太容易捏住肉的人……

①先用手溫暖要捏住的肉。

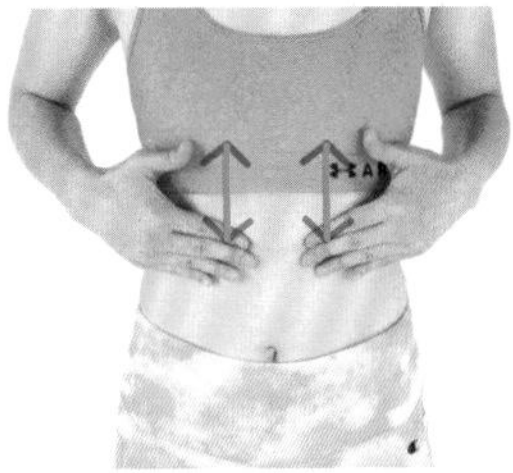

②手上下移動，讓表皮跟著移動。

③等到表皮會跟著移動，再將肉捏在一起。

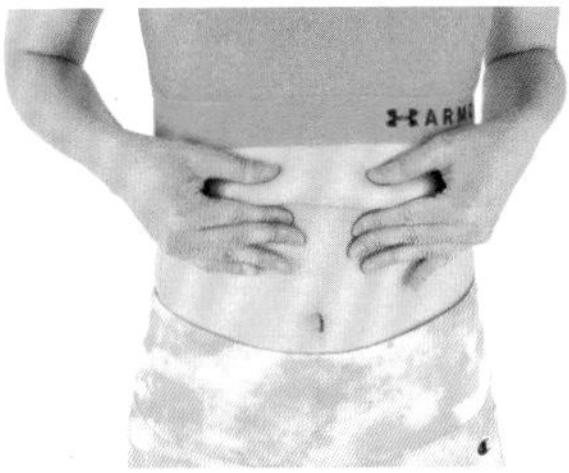

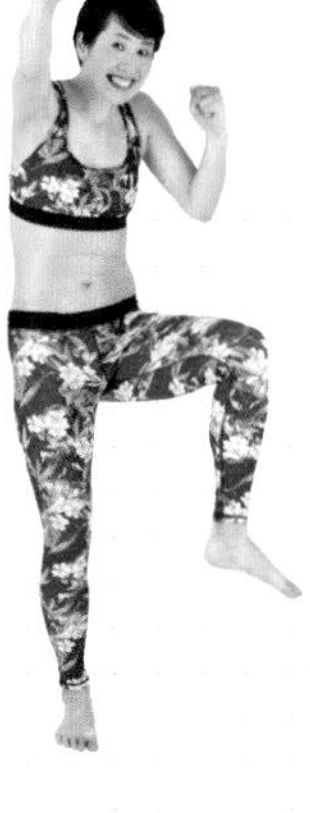

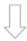

慢慢地讓肉動起來，
就能捏住贅肉了！
大家加油！

# 矯正骨盆前傾的站立方法

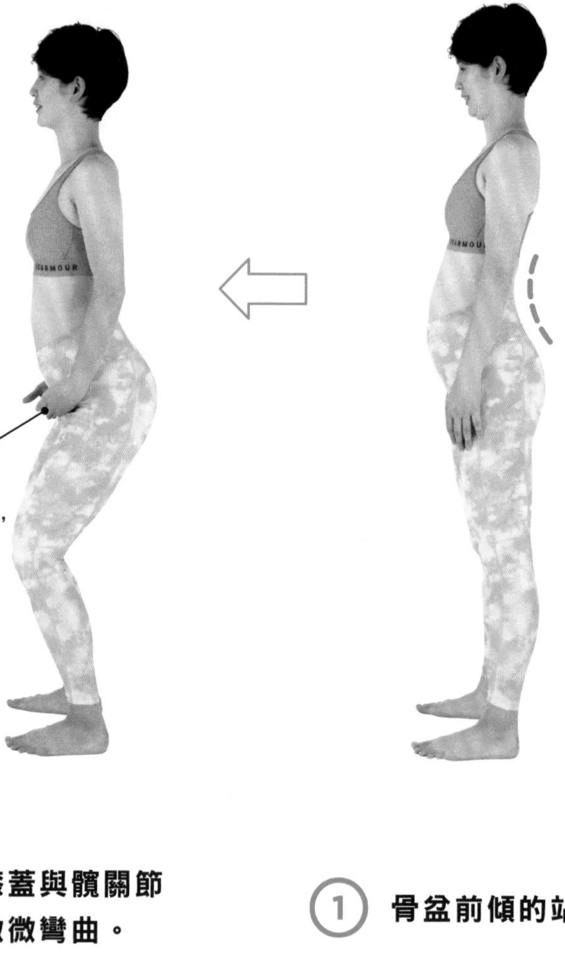
將手放在
髖關節的位置，
就會知道
姿勢有問題。

① 骨盆前傾的站姿。

② 膝蓋與髖關節
微微彎曲。

記住
正確的站姿！

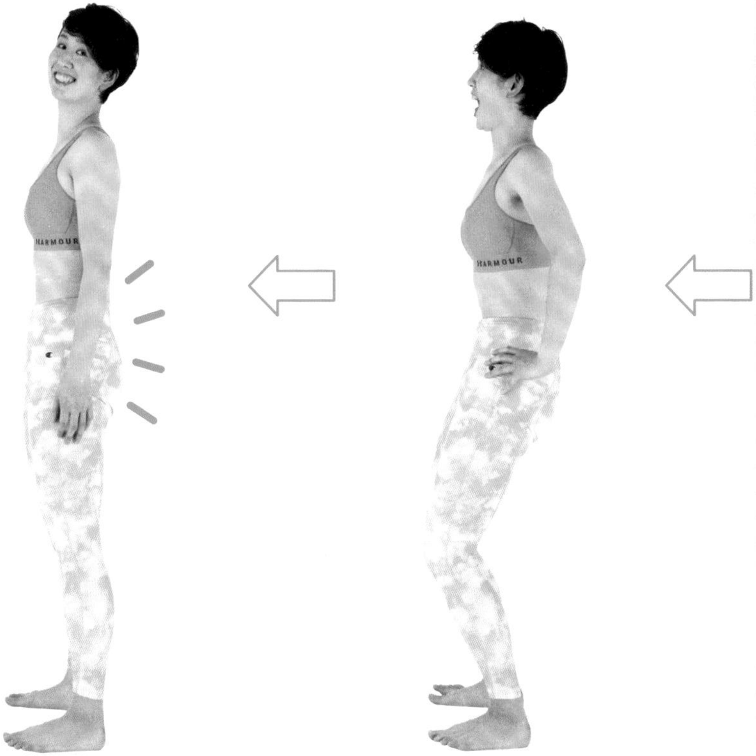

③ 肚子內縮，
盡可能讓「褲子朝上」。

④ 肚子用力，維持「褲子朝上」的姿勢，打直膝蓋。

# 撐開肩胛骨的伸展操

## 肩胛骨附近的肌肉若是僵硬
## 肚子附近的肌肉都會變得緊繃

肩胛骨跟瘦肚子也有關係？有些人可能會有這類疑問，其實大有關係。身體的姿勢與肩胛骨息息相關，當肩胛骨一帶的肌肉變得僵硬，肩膀就會變得不靈活，也就容易出現駝背的問題。駝背時，腹部的肌肉就很難伸展開來，慢慢地就會出現大肚腩。所以先試著撐開肩胛骨，讓肩膀一帶的肌肉變得柔軟，就能找回腰部的曲線。

CHECK 這個部分！

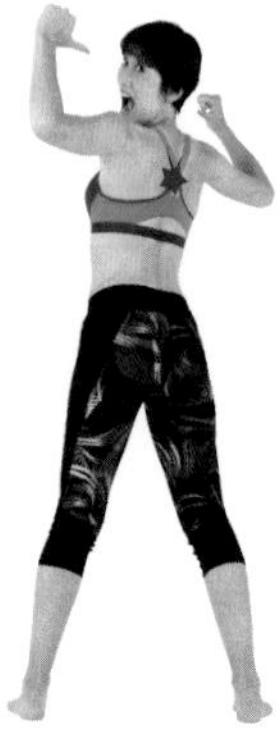

CHECK

# 1

## 手臂上抬

抬起手臂後能從
手肘下方看到前
面最為理想！

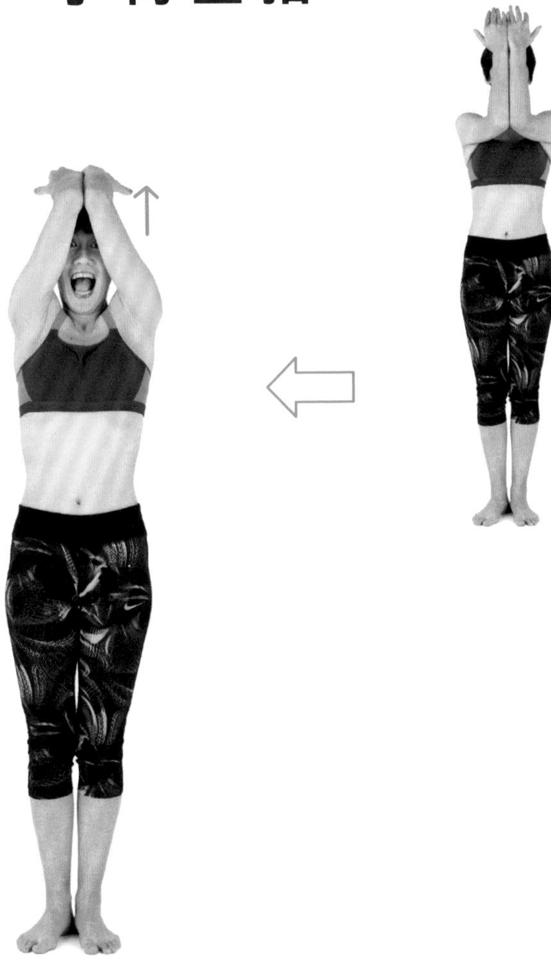

**讓雙手的小指在臉部前方併攏，**
**同時讓左右手的手肘靠在一起，接著將手肘往上抬。**

CHECK

# 2

# 從側面確認姿勢

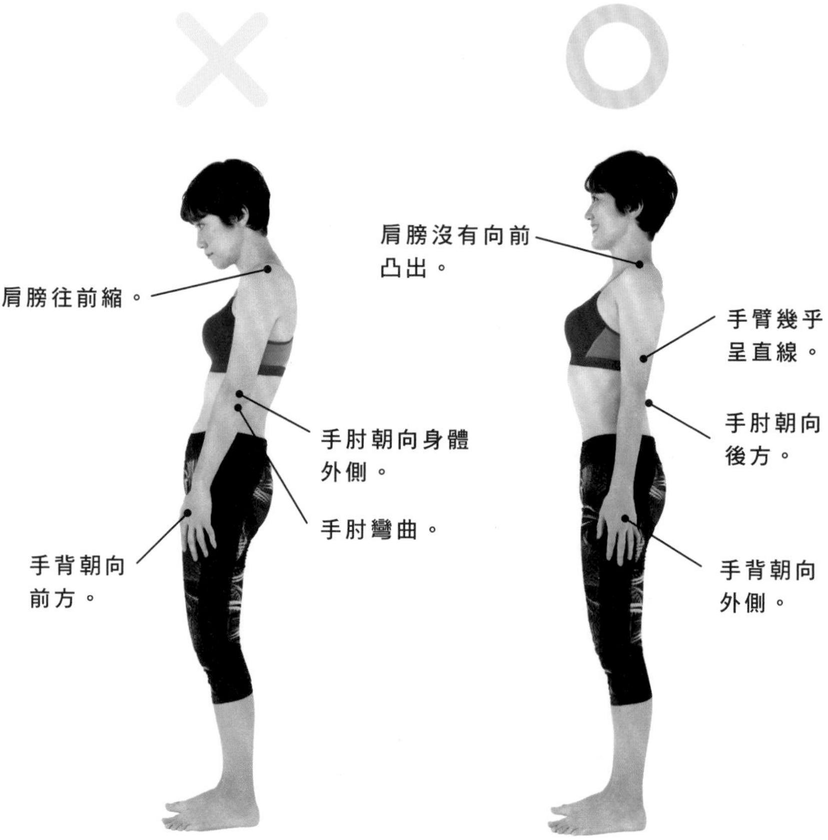
×
肩膀往前縮。
手肘朝向身體外側。
手肘彎曲。
手背朝向前方。
○
肩膀沒有向前凸出。
手臂幾乎呈直線。
手肘朝向後方。
手背朝向外側。

站在鏡子前面放輕鬆，從側面確認姿勢。

CHECK

# 3

## 抓住肩胛骨

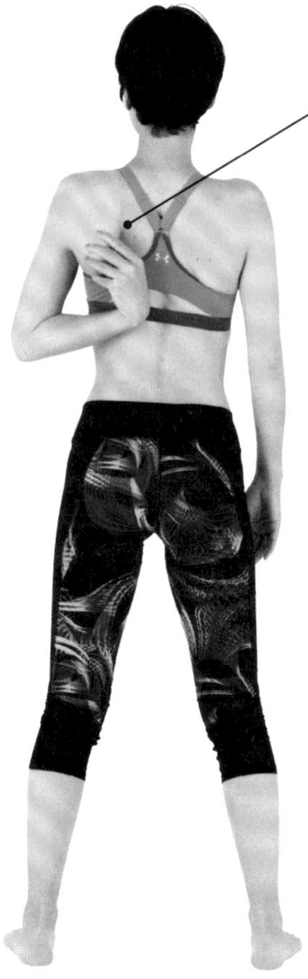

只要碰得到肩胛骨就算及格，如果能夠牢牢抓住就更理想！

單手繞到背後，抓住同一側的肩胛骨。
另一側以相同的方式操作。

# 讓肩胛骨變得靈活

## 運動

手肘畫大圓，讓肩胛骨動起來！

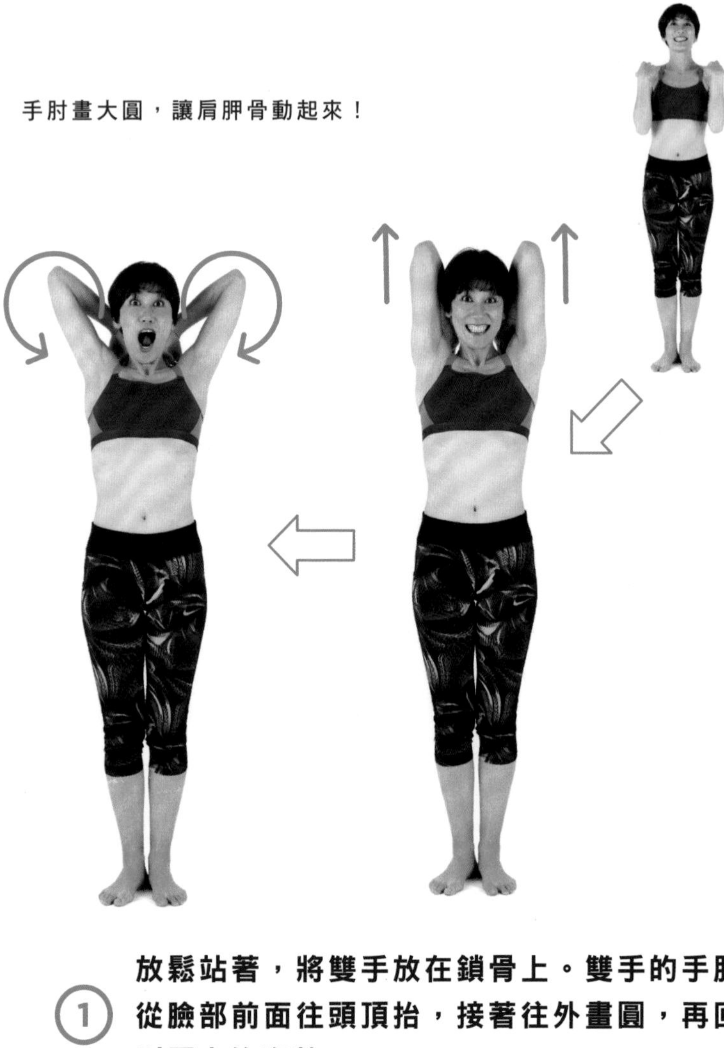

① 放鬆站著，將雙手放在鎖骨上。雙手的手肘從臉部前面往頭頂抬，接著往外畫圓，再回到原本的姿勢。

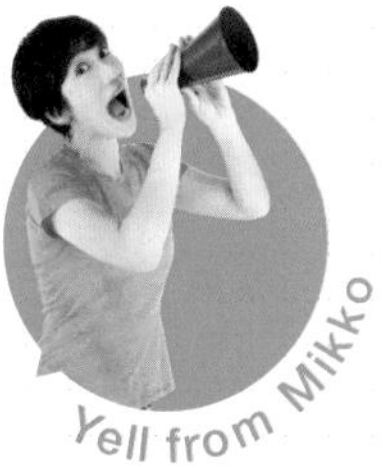


# 利用又捏又晃
# 改善肩膀的靈活度

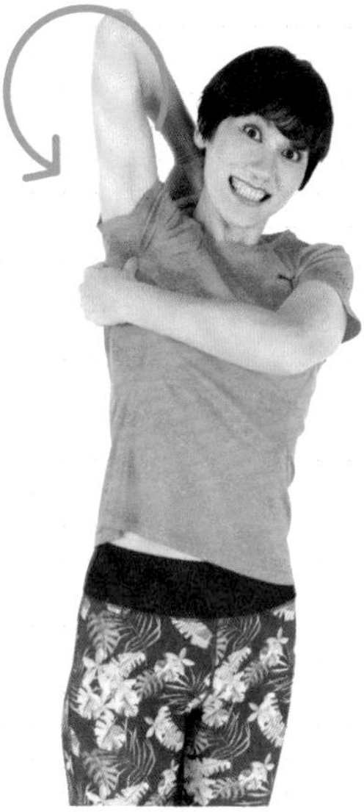

捏住腋下的肉並轉動手肘。

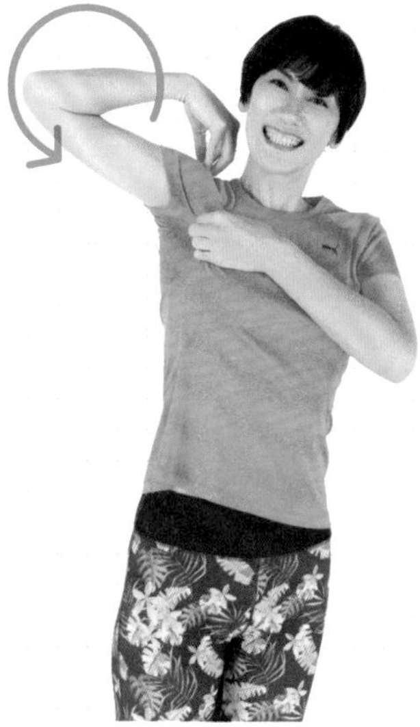

捏住胸部的肉並轉動手肘。

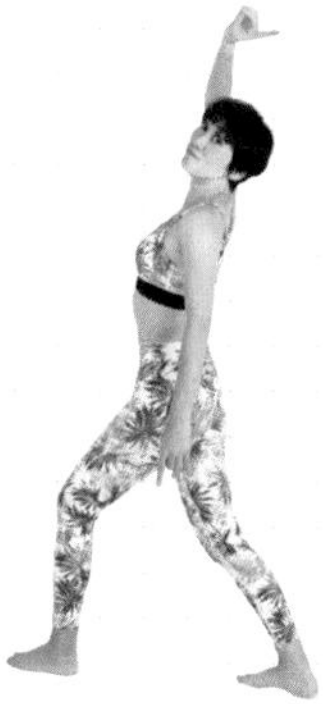

讓僵硬的部位放鬆，
肩膀就會變得更靈活！

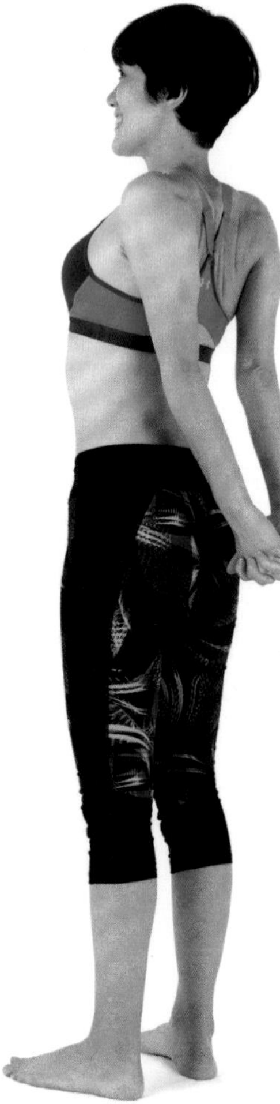

從正面看起來肩
寬變窄，使肩胛
骨往中間擠。

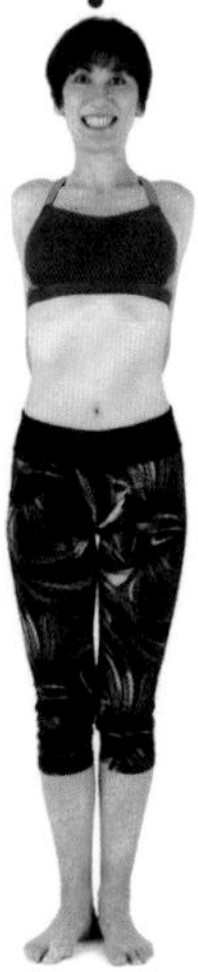

② 雙手在背後交握，擴胸讓肩胛骨往正中間擠，
同時緩緩地深呼吸。

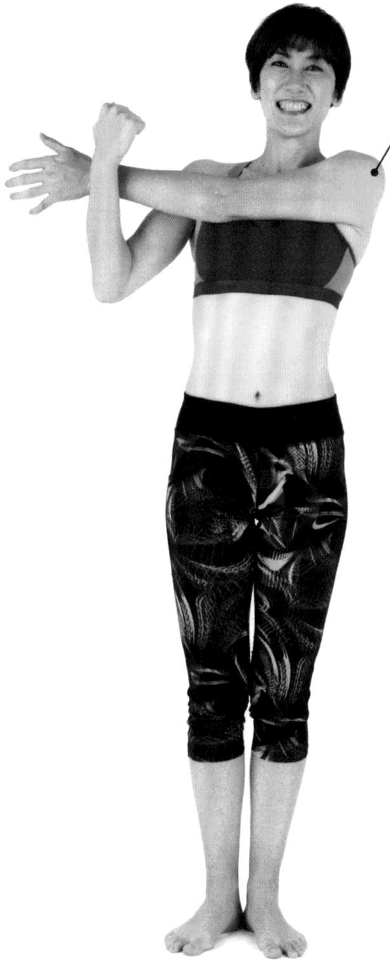


③ **左臂向前打直，用右手將左手手肘往胸口拉，讓肩膀徹底伸展。另一側以相同的方式操作。**

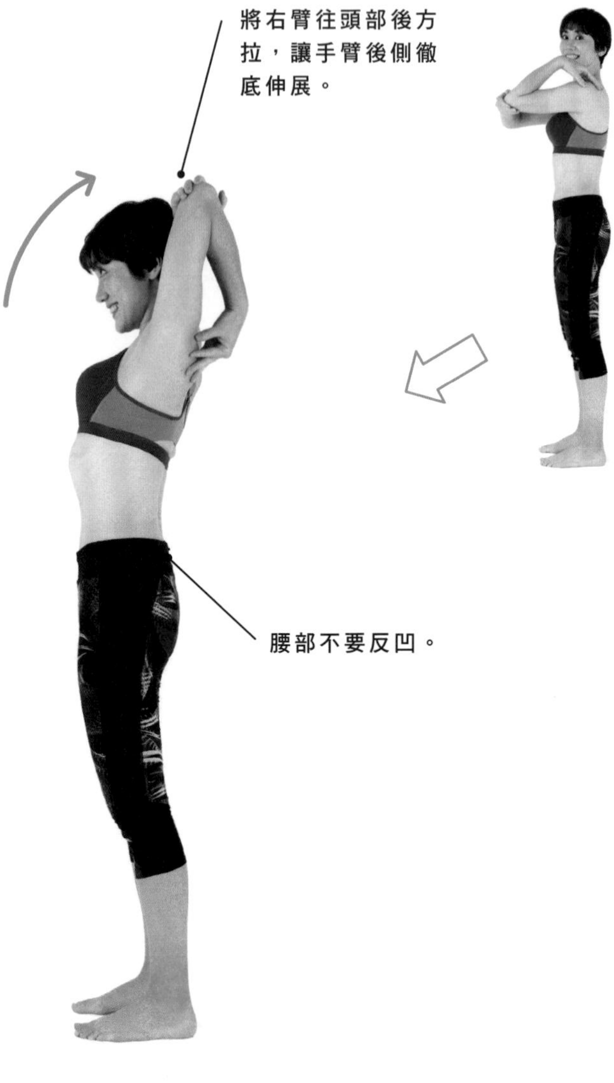
將右臂往頭部後方
拉，讓手臂後側徹
底伸展。
腰部不要反凹。

**④ 左手放在左肩上，用右手將左手手肘往頭部後方拉，讓左手手臂後側的肌肉伸展，同時深呼吸。另一側以相同的方式操作。**

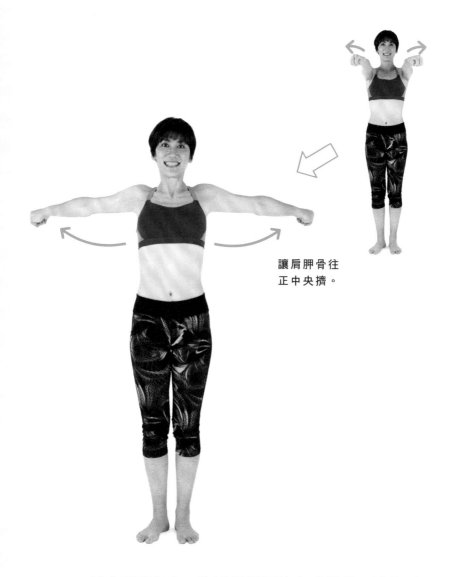


5 以大拇指包在4隻手指裡面的方式握拳，讓雙手往前伸直，接著讓兩側手腕往外側甩，同時讓兩側手臂順勢往後拉。

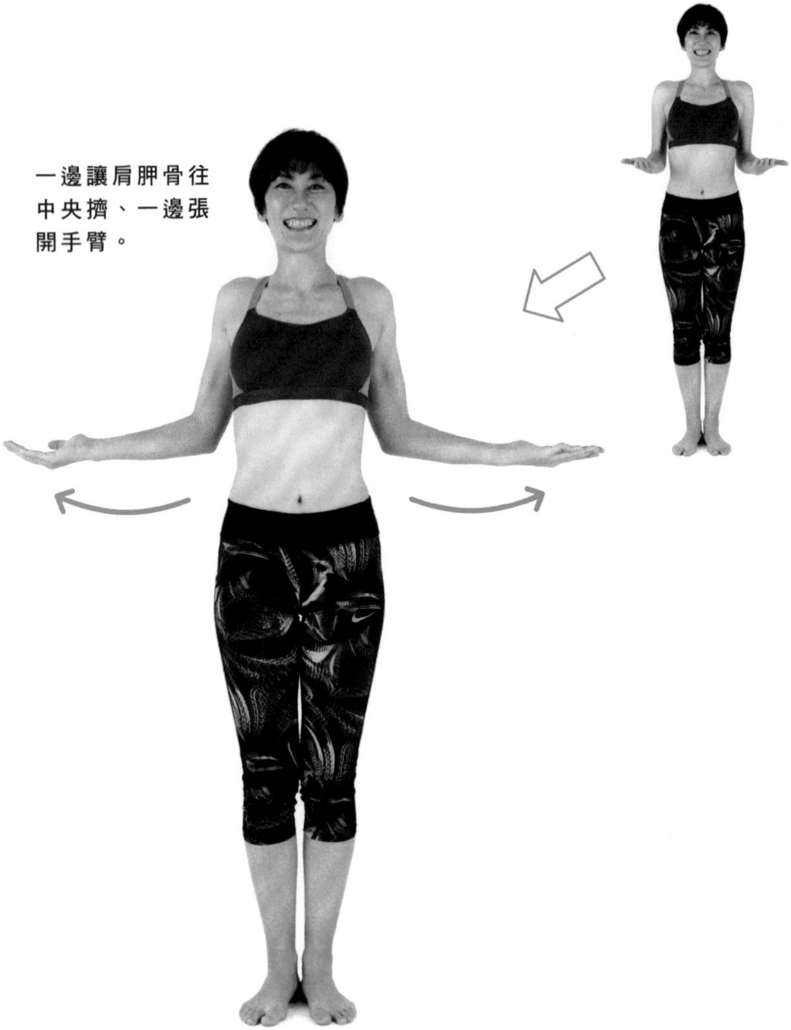
一邊讓肩胛骨往
中央擠、一邊張
開手臂。

6 收緊腋下，手肘呈直角，手心朝上，讓雙手的前臂往前。在手肘緊緊貼住身體側面的情況下，讓前臂盡可能往外側張開。

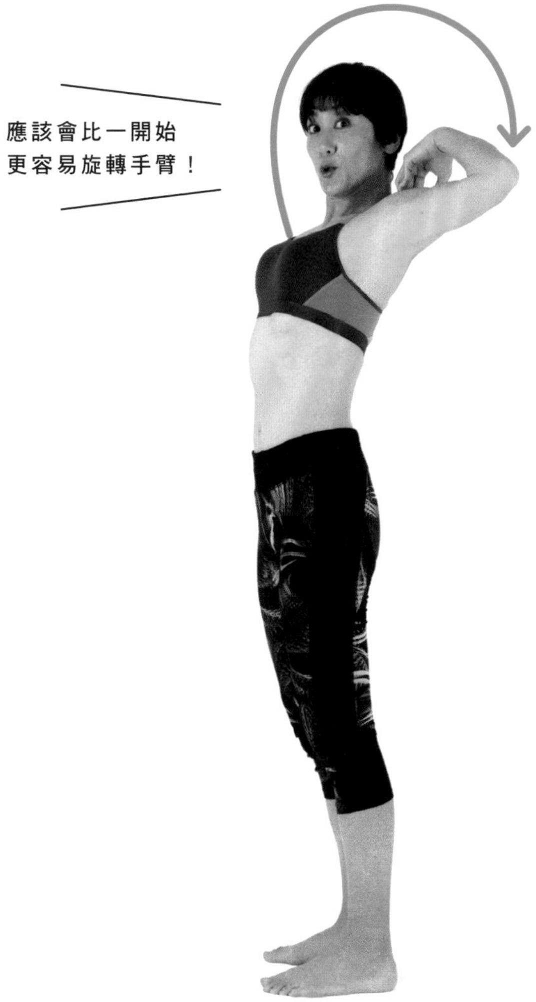
應該會比一開始
更容易旋轉手臂！

⑦ **依照步驟①的方式，讓雙手手肘從臉部前方往上大幅旋轉。**

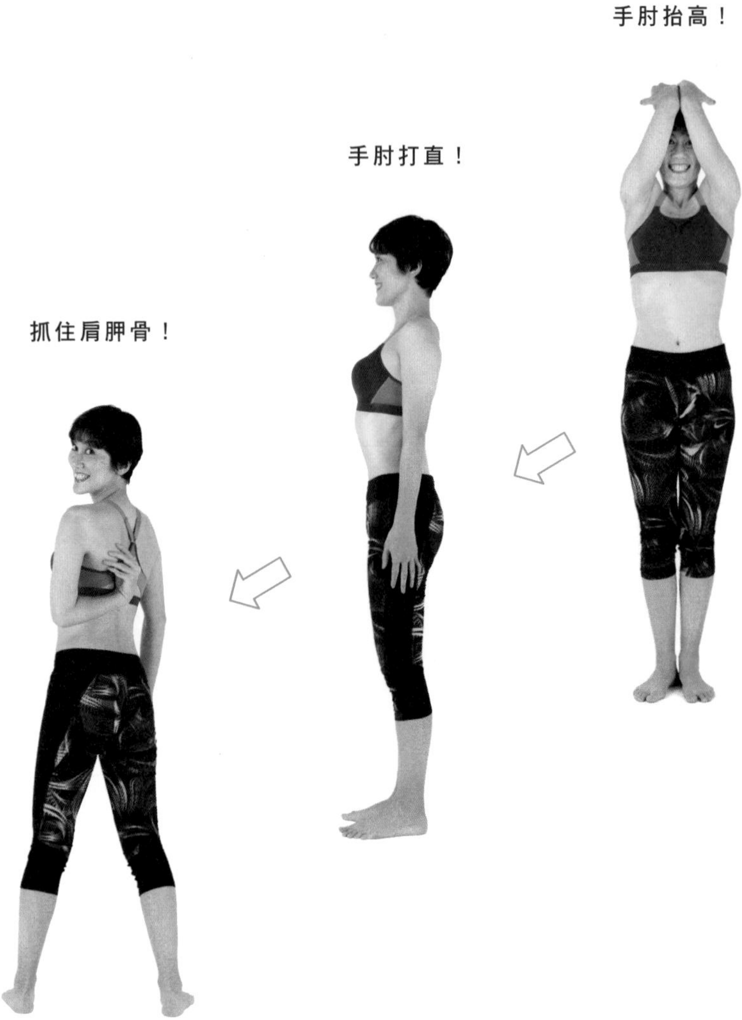

手肘抬高！
手肘打直！
抓住肩胛骨！

⑧ **進行CHECK1～3，確認每項動作是不是變得更容易。**

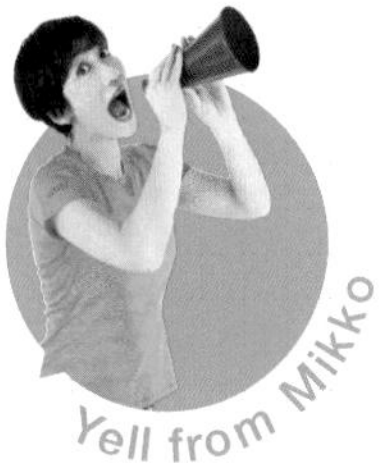


# 虎背熊腰的原因<br>在於肩胛骨太過緊繃！

○ 肩胛骨位於正確的位置。

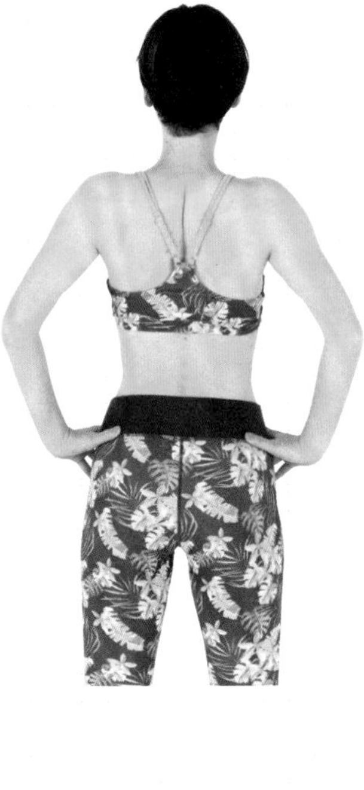

✕ 肩胛骨很不靈活。

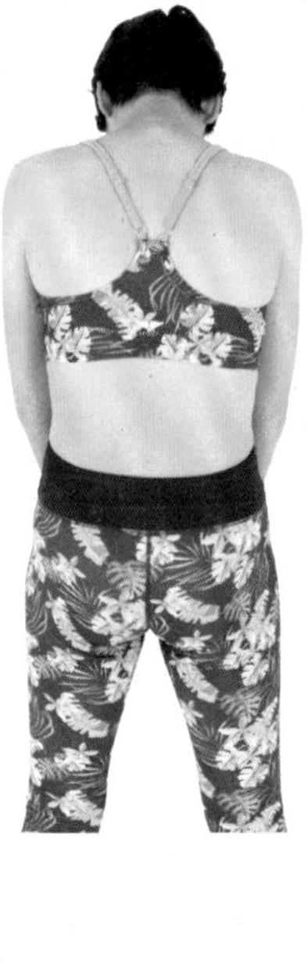

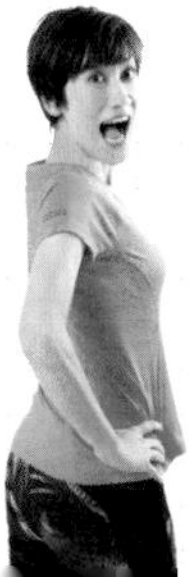

重現腰部的
完美曲線吧！

# 越走越瘦的走路方法！

## 邊扭轉身體邊走腰圍就會變細！

正確的走路方式是最棒的訓練，不過腹部的肌肉若是很緊繃，就無法透過走路消耗熱量。越走越瘦的走路方式，重點在於大幅甩動手臂與放大步伐。踏出右腳時，讓右手往後拉，同時讓腰部扭轉。如果一來，每走一步身體都會往左右扭轉，腹部附近的肌肉就會越來越有力。一起學會挺胸、甩手、放大步伐的走路方式吧。

CHECK這個部分！

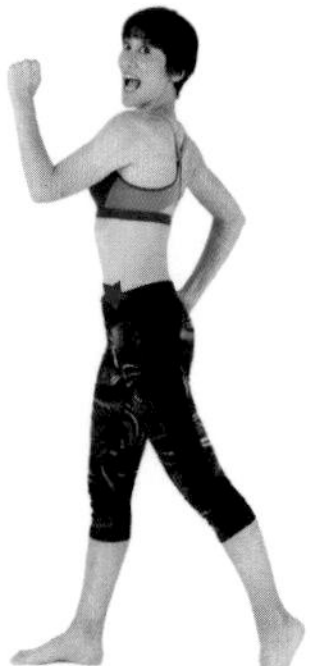

CHECK
# 1
## 確認維持正確姿勢的力量

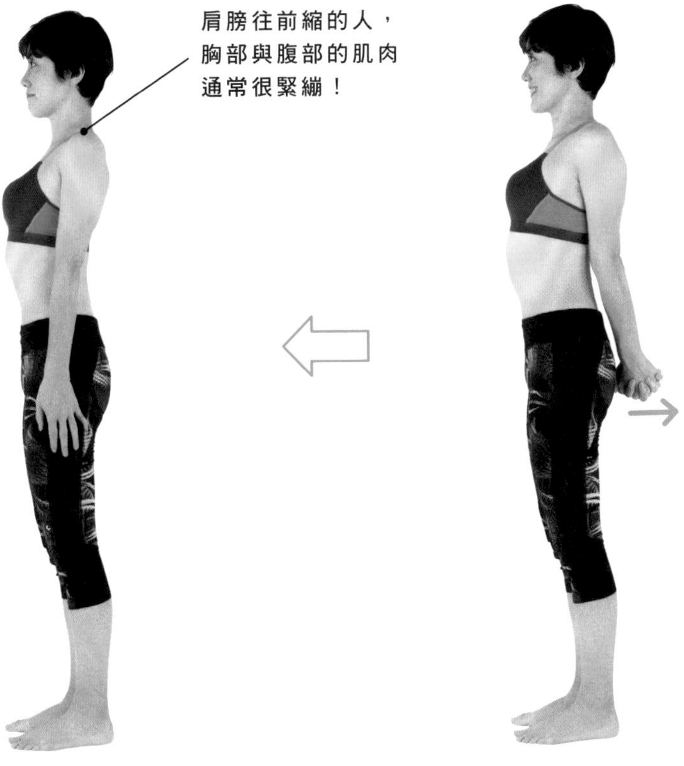
肩膀往前縮的人，
胸部與腹部的肌肉
通常很緊繃！

雙手在背後交握並往後伸展，讓胸部挺出來。
一邊深呼吸、一邊放開雙手並放鬆身體。
確認肩膀能不能停留在原本的位置。

# 邊走路邊打造易瘦體質

## 運動

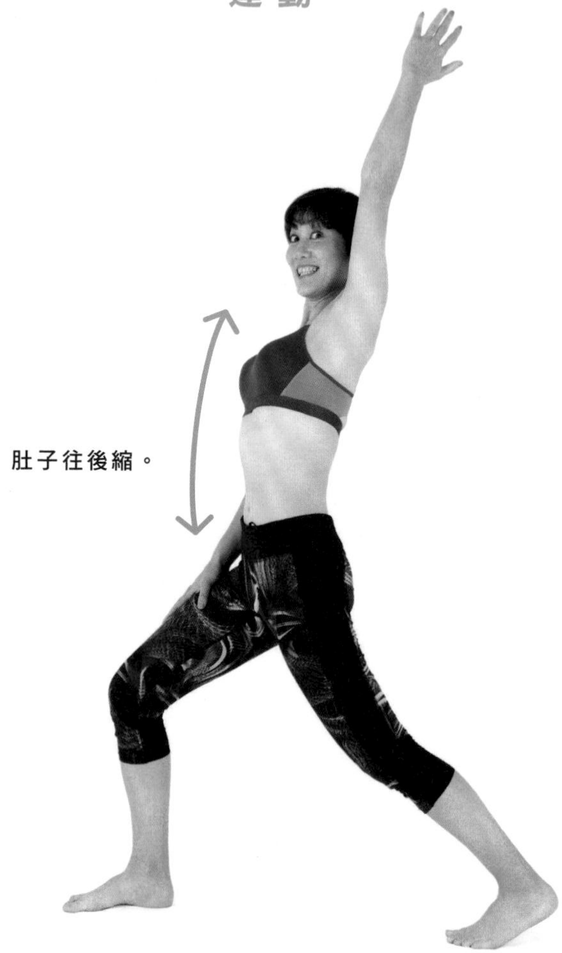


① 放輕鬆站著，左腳往後退一步。打直的左手舉到頭上，讓大腿根部與腹部伸展，同時深呼吸。另一側以相同的方式操作。

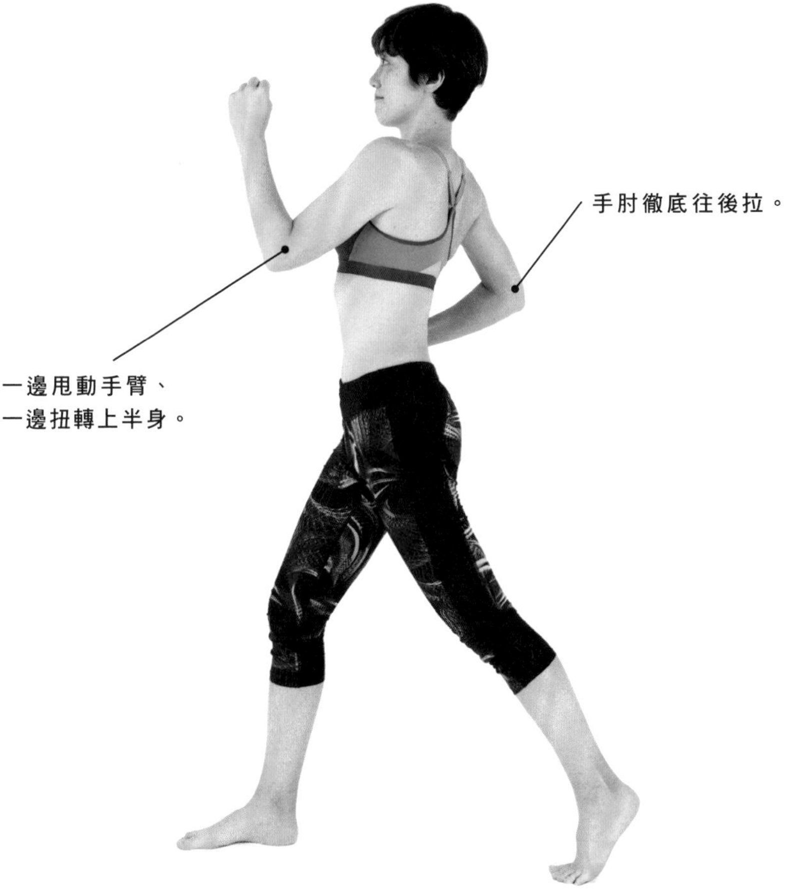
手肘徹底往後拉。
一邊甩動手臂、
一邊扭轉上半身。

② **單腳往後退一步，雙手彎曲前後甩動。同時腹部出力，有意識地讓上半身跟著甩動的雙手扭轉。另一側以相同的方式操作。**

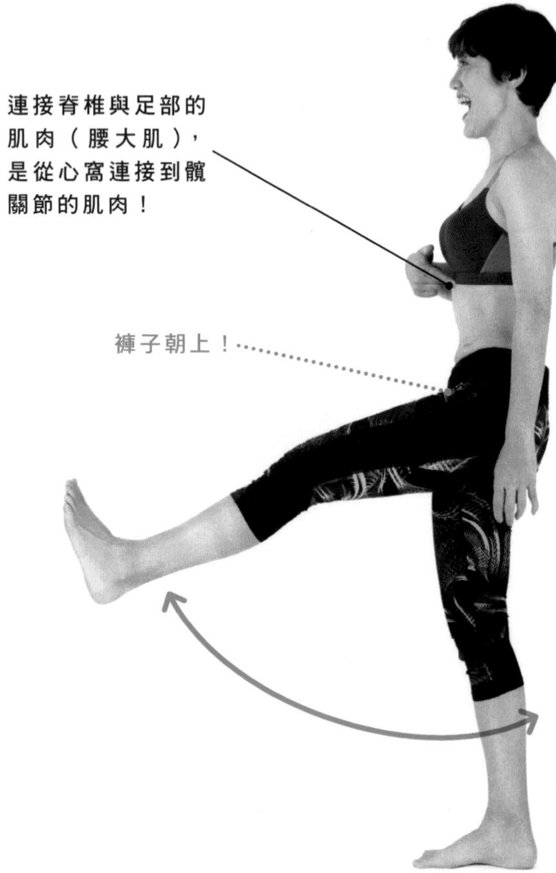
連接脊椎與足部的
肌肉（腰大肌），
是從心窩連接到髖
關節的肌肉！
褲子朝上！

③ **手扶著牆壁，讓心窩維持在高處。單腳前後甩動，感覺就像是從心窩發力，讓腳部甩動。**

# 你的腳
# 不是從髖關節
# 長出來的。

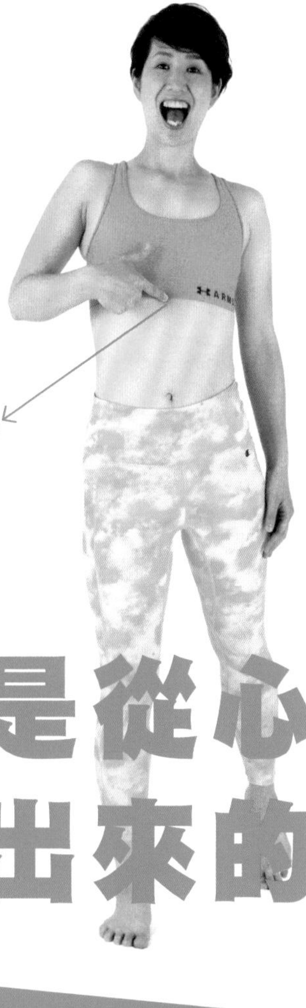


# 而是從心窩
# 長出來的！

COLUMN 3

# 趁著空檔進行「簡單訓練」有效燃燒脂肪&提升肌耐力！

很多人都覺得「要修飾身型就要重訓！」但我不太推薦大肚腩的人突然開始重訓，因為肌肉還很僵硬，所以效果也不太明顯，身體可能沒辦法跟上，甚至還有可能因此受傷。建議大家先透過「又捏又晃」這招以及伸展操瘦下來，之後再利用空檔的時間挑戰「簡單訓練」。

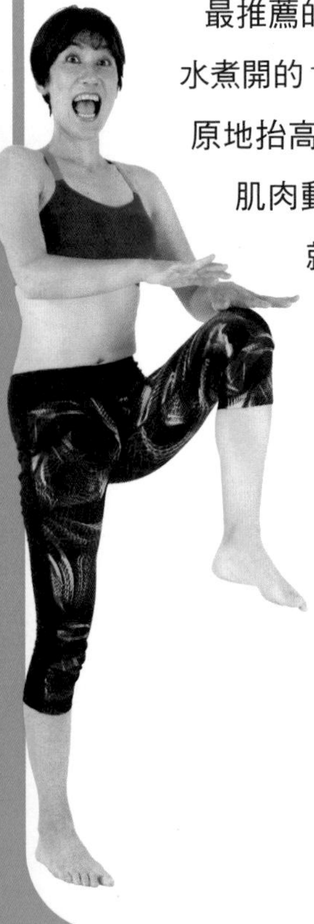

最推薦的簡單訓練就是**「原地抬高大腿」**。比方說，等水煮開的1分鐘、等微波的2分鐘，試著像是原地踏步般原地抬高大腿。如果能在這時候感受到腹部用力，使肌肉動起來，腹部就會變瘦。一旦練出腹肌，就能輕鬆地維持肚子挺直的姿勢。

更棒的是，當肌肉增加，就算什麼都不做，也能消耗更多熱量！做完「又捏又晃」與伸展操，再多做「簡單訓練」，就能更快地變苗條。

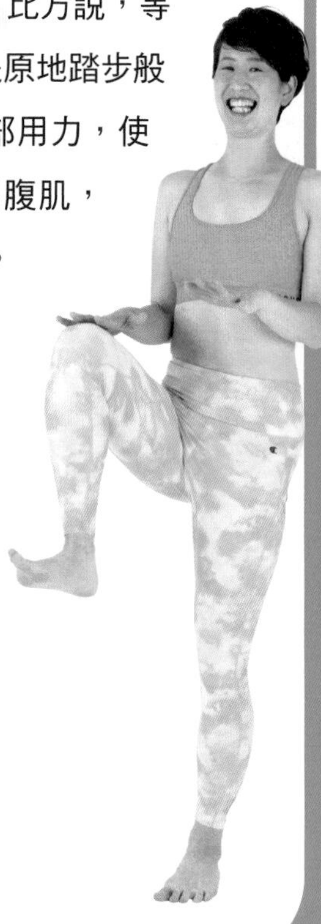

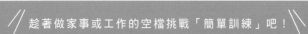

趁著做家事或工作的空檔挑戰「簡單訓練」吧！

# 第 4 章

## 為了明天的瘦肚子訓練

# 例行伸展操

睡覺前5分鐘！

# 睡前伸展操

睡覺前躺在床上稍微放鬆身體，
能幫助我們舒服地熟睡。

## ① 放鬆小腿肚

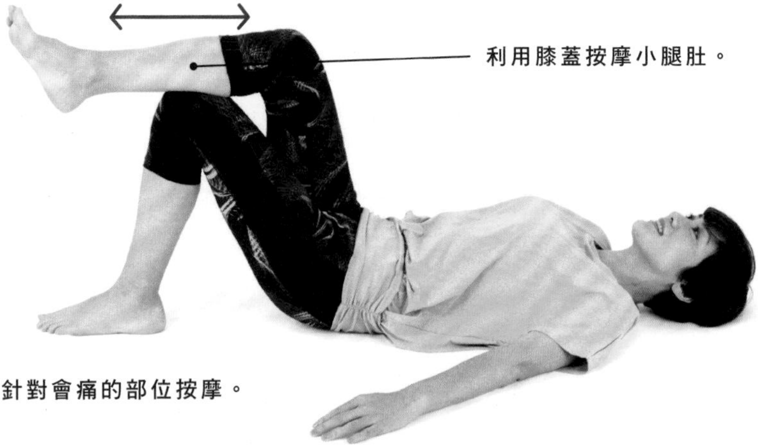
利用膝蓋按摩小腿肚。
針對會痛的部位按摩。

仰躺，彎曲膝蓋，將右腳放在左腳上。
利用膝蓋推開小腿肚的氣結。
另一側以相同的方式操作。

## ② 捏住肚子的肉晃一晃

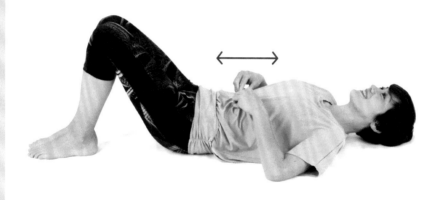

將腳放下來，膝蓋立起來，
針對肚子贅肉又捏又晃。
可調整捏住的部位，
讓整個腹部放鬆。

## ③ 伸展側腹＆又捏又晃

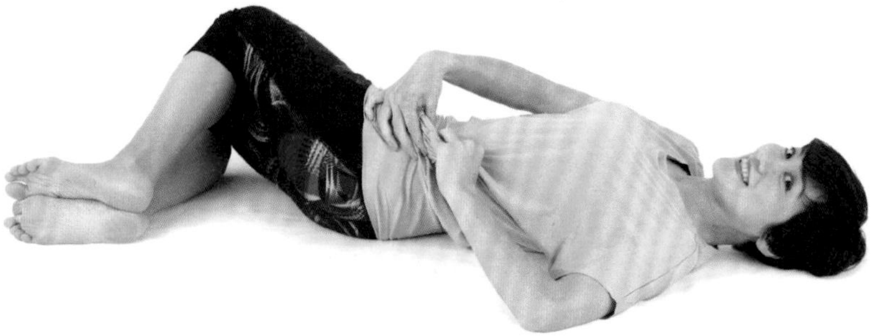

膝蓋併攏，往右側傾倒，
同時針對左側側腹的肉又捏又晃。
另一側以相同的方式操作。

# ④ 伸展胸部＆又捏又晃

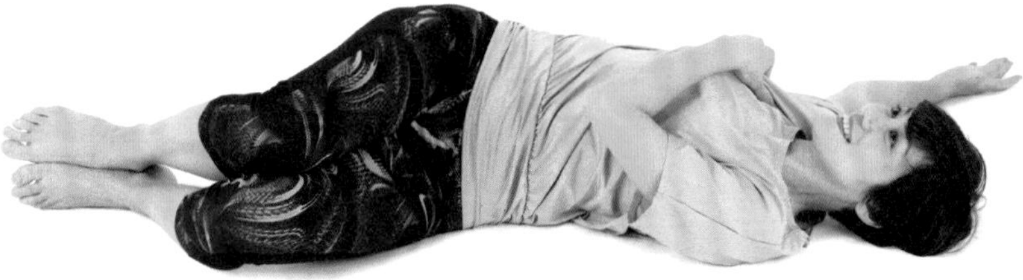

朝向左邊側躺，
將右手往後伸展並放平，
用左手對胸部的肉又捏又晃。
另一側以相同的方式操作。

## ⑤ 伸展腹部

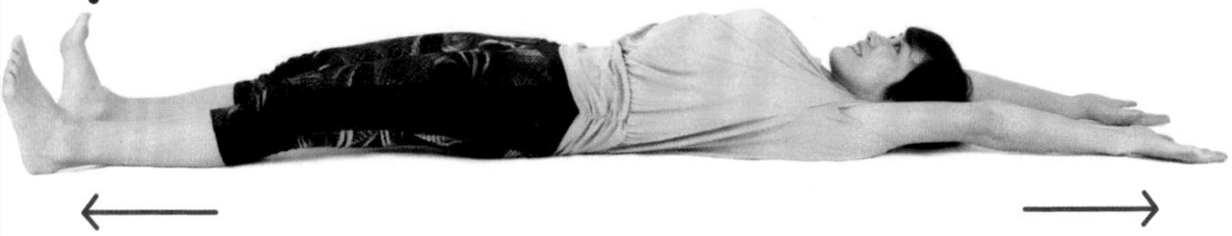
腳尖朝上。
腹部與胸部放鬆後，就能舒服地拉開身體！
感覺像是把腳跟往外推一樣。

仰躺，將雙手舉到頭上。
讓雙手與雙腳同時延伸。

## ⑥ 熟睡呼吸

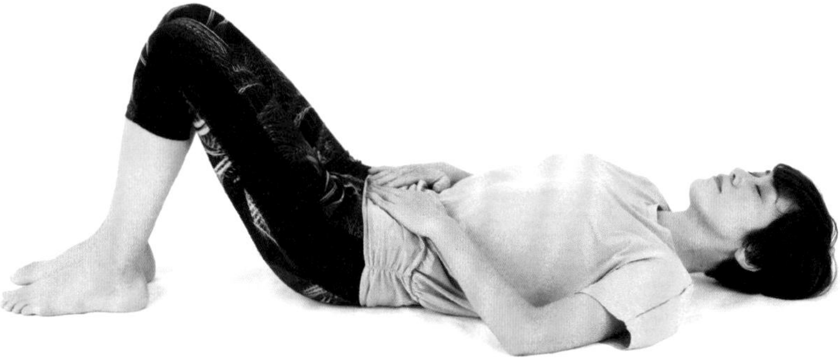

仰躺，立起膝蓋，雙手輕輕放在肚子。
從鼻子吸氣，再從嘴巴緩緩吐氣。

起床前5分鐘！

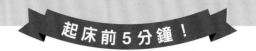

# 早安伸展操

醒來後，在起床前做伸展操。
啟動一整天的「瘦身開關」！

## ① 全身伸展操

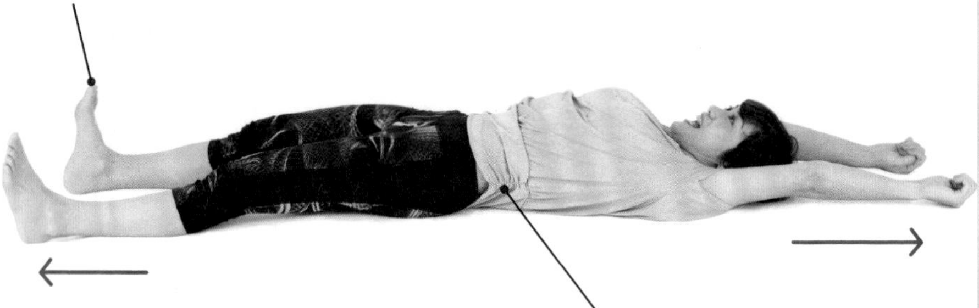
腳尖朝上，讓腳跟像是
往外推一樣伸展。
徹底伸展側腹的肌肉。

仰躺，將雙手舉到頭上。
不斷讓右手與右腳、左手與左腳同時伸展。

# ② 腰部的伸展

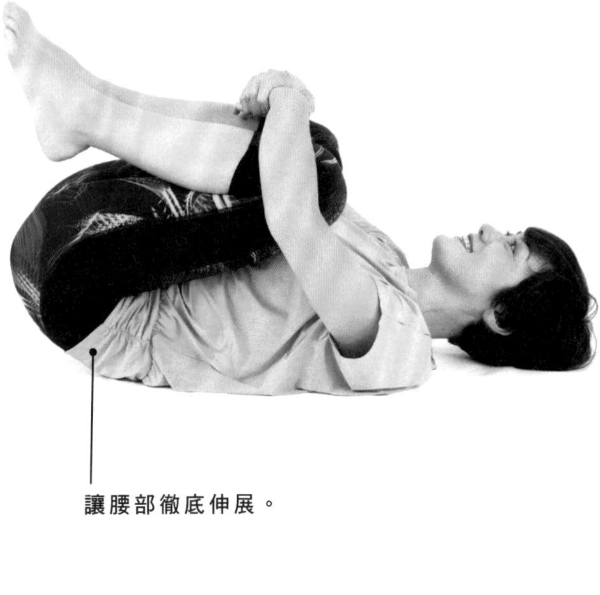

讓腰部徹底伸展。

彎起兩腳的膝蓋，用雙手將膝蓋往胸口抱。

## ③ 讓膝蓋傾倒

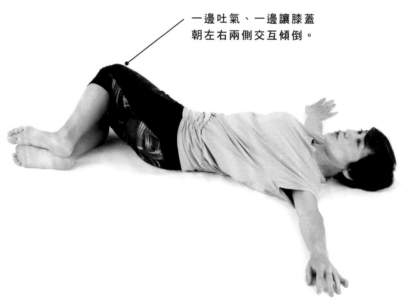

一邊吐氣、一邊讓膝蓋
朝左右兩側交互傾倒。

仰躺，膝蓋立起來，
接著膝蓋併攏，
讓膝蓋往右側傾倒，
再讓膝蓋往左側傾倒。

## ④ 轉動腰部

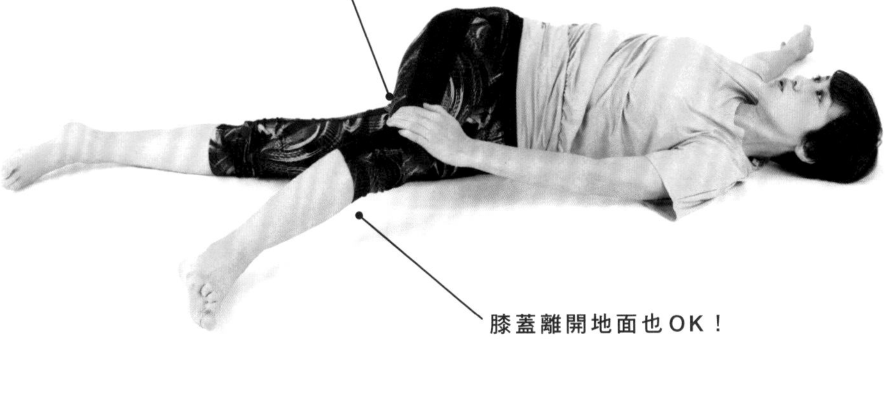
用左手壓住右腳膝
蓋，同時讓右腳盡
可能接近地面。
膝蓋離開地面也OK！

仰躺，伸直雙腳，
讓右腳盡可能往左側傾倒，
右手則是往後伸展並放平。
另一側以相同的方式操作。

# ⑤ 伸展胸部

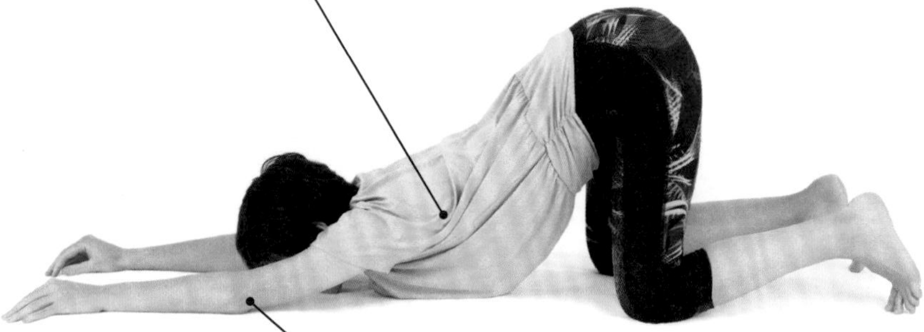
讓胸口與側腹
徹底伸展。
手肘彎起來也OK。

膝蓋著地，雙手往前，再讓身體往床面下沉。

# ⑥ 胸部＆背部的伸展

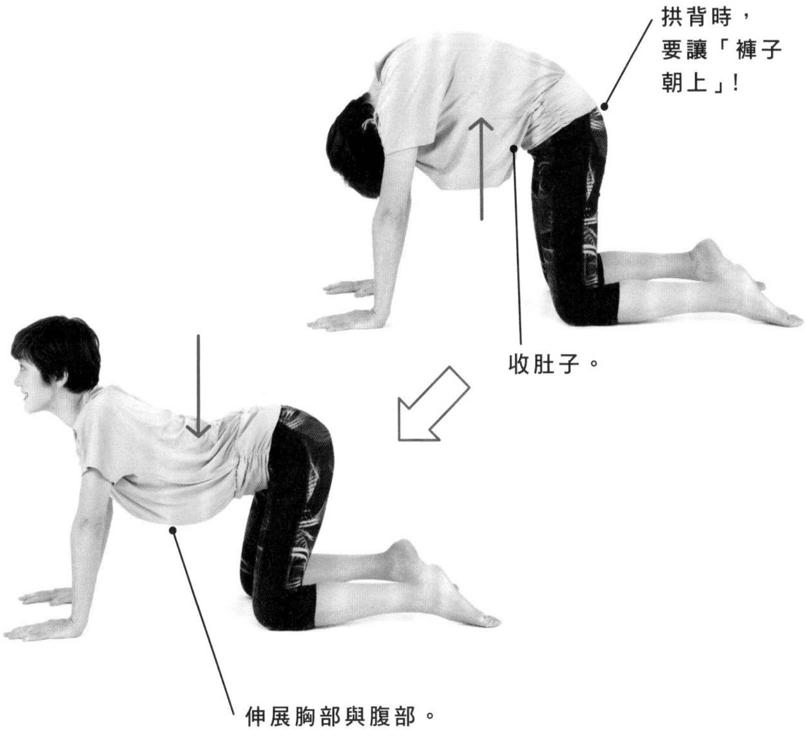
拱背時，
要讓「褲子
朝上」！
收肚子。
伸展胸部與腹部。

雙手放在肩膀正下方，膝蓋放在髖關節正下方。
接著頭往下，直到看得見肚子後，
一邊吐氣、一邊拱背。
接著一邊吸氣、一邊讓背部往後仰。

# ⑦ 瘦子呼吸術

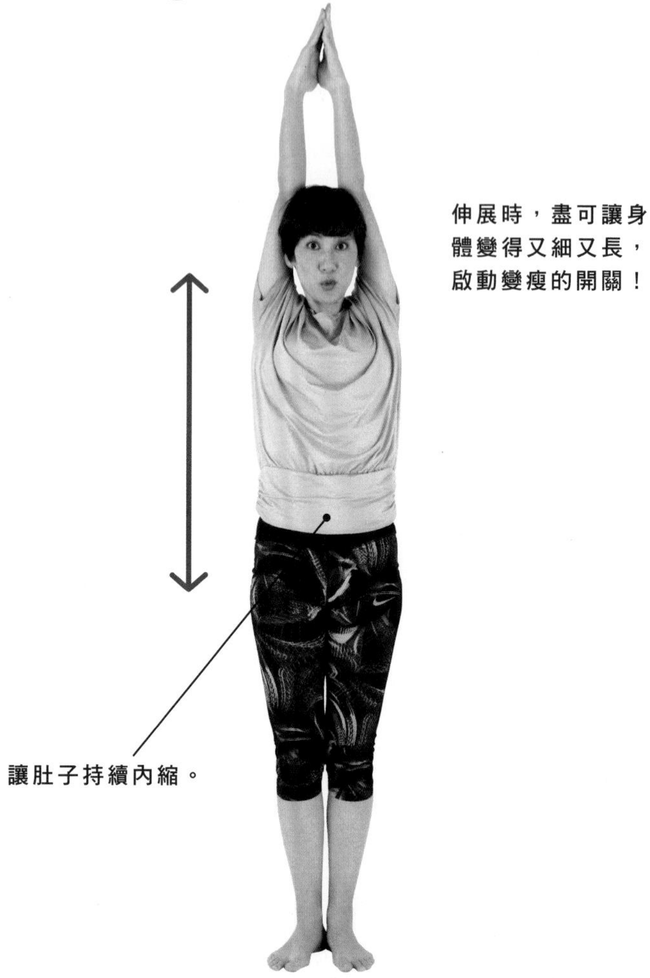
伸展時，盡可讓身
體變得又細又長，
啟動變瘦的開關！
讓肚子持續內縮。

自然地放鬆站立，
將雙手在頭上合掌，盡量往上伸展。
同時一邊縮肚子、一邊深呼吸。

# 腹肌是
# 天然的緊身衣！

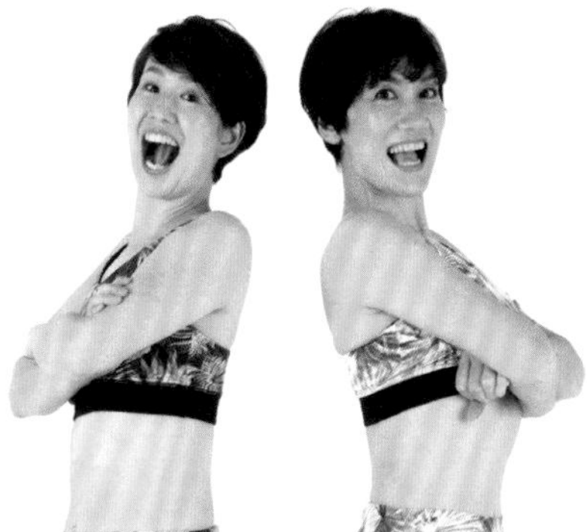

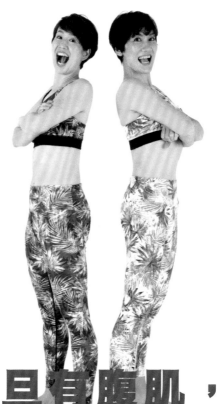

**一旦有腹肌，**
**外凸的肚子**
**也會縮進去。**

## Mikko

擔任身心體能訓練專家，經歷有運動俱樂部與高爾夫學院個人訓練師、腰痛治療院復健師，接著自己創業。經營「40代からの動ける体チャンネル（從40歲開始打造靈活身體）」YouTube頻道2年，訂閱者即突破28萬人（2023年底已突破70萬），在頻道中介紹簡單的訓練，幫助不擅長運動的人打造靈活身體。許多人都因為Mikko式瘦身方法「捏一捏、晃一晃，只需伸展身體即可瘦肚子」的影片而成功瘦身。線上瘦身課程「從40幾歲開始打造靈活身體的學校」每次報名人數都額滿，幫助眾多40～60歲的女性變得苗條。50幾歲的Mikko日日研究養生之道，致力於打造任何年齡都能盡情活動的身體。Mikko的個性非常樂觀，不斷地傳遞「改造體質就能改造人生」的訊息，吸引不少支持者。

**YouTube**：40代からの動ける体チャンネル
**Instagram**：@mikiko6pack

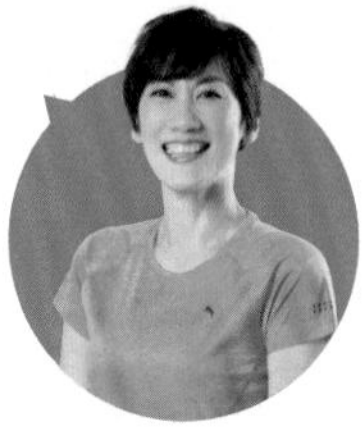

1NICHI HITOTSU YARUDAKE DE, -9CENTI MO YUME JANAI!
40DAI KARANO ONAKA YASE

First published in Japan in 2022 by KADOKAWA CORPORATION, Tokyo.
Complex Chinese translation rights arranged with
KADOKAWA CORPORATION, Tokyo through CREEK & RIVER Co., Ltd.

出　　版／楓書坊文化出版社
地　　址／新北市板橋區信義路163巷3號10樓
郵政劃撥／19907596　楓書坊文化出版社
網　　址／www.maplebook.com.tw
電　　話／02-2957-6096
傳　　真／02-2957-6435
翻　　譯／許郁文
責任編輯／詹欣茹
校　　對／邱凱蓉
內文排版／楊亞容
港澳經銷／泛華發行代理有限公司
定　　價／350元
出版日期／2024年1月

國家圖書館出版品預行編目資料

40歲瘦小腹：1日1步驟，瘦腰9公分不是夢 / Mikko作；許郁文譯. -- 初版. -- 新北市：楓書坊文化出版社, 2024.01 2024.1　面；　公分
ISBN 978-986-377-930-8（平裝）
1. 減重　2. 塑身　3. 運動健康
411.94　　112020515